Marie-Christin Koll
Nancy Höwler

Marketingstrategien zur Nachwuchsgewinnung in der Altenpflege

AF141250

Marie-Christin Koll
Nancy Höwler

Marketingstrategien zur Nachwuchsgewinnung in der Altenpflege

Eine Bestandsaufnahme

Reihe Gesellschaftswissenschaften

Impressum / Imprint

Bibliografische Information der Deutschen Nationalbibliothek: Die Deutsche Nationalbibliothek verzeichnet diese Publikation in der Deutschen Nationalbibliografie; detaillierte bibliografische Daten sind im Internet über http://dnb.d-nb.de abrufbar.

Alle in diesem Buch genannten Marken und Produktnamen unterliegen warenzeichen-, marken- oder patentrechtlichem Schutz bzw. sind Warenzeichen oder eingetragene Warenzeichen der jeweiligen Inhaber. Die Wiedergabe von Marken, Produktnamen, Gebrauchsnamen, Handelsnamen, Warenbezeichnungen u.s.w. in diesem Werk berechtigt auch ohne besondere Kennzeichnung nicht zu der Annahme, dass solche Namen im Sinne der Warenzeichen- und Markenschutzgesetzgebung als frei zu betrachten wären und daher von jedermann benutzt werden dürften.

Bibliographic information published by the Deutsche Nationalbibliothek: The Deutsche Nationalbibliothek lists this publication in the Deutsche Nationalbibliografie; detailed bibliographic data are available in the Internet at http://dnb.d-nb.de.

Any brand names and product names mentioned in this book are subject to trademark, brand or patent protection and are trademarks or registered trademarks of their respective holders. The use of brand names, product names, common names, trade names, product descriptions etc. even without a particular marking in this works is in no way to be construed to mean that such names may be regarded as unrestricted in respect of trademark and brand protection legislation and could thus be used by anyone.

Coverbild / Cover image: www.ingimage.com

Verlag / Publisher:
AV Akademikerverlag
ist ein Imprint der / is a trademark of
OmniScriptum GmbH & Co. KG
Heinrich-Böcking-Str. 6-8, 66121 Saarbrücken, Deutschland / Germany
Email: info@akademikerverlag.de

Herstellung: siehe letzte Seite /
Printed at: see last page
ISBN: 978-3-639-49979-7

Inhaltsverzeichnis

Abkürzungsverzeichnis

MB   Marketingbeauftragte

1 Einleitung

In den letzten Jahren wurde die Diskussion zum Thema Fachkräftemangel in der Pflege immer lauter und inzwischen sind die ersten Auswirkungen auch deutlich in der Praxis spürbar. Die Stellenanzeigen für examiniertes Pflegepersonal füllen die Stellenmärkte der Tageszeitungen und Fachzeitschriften. Arbeitgeber und Ausbilder suchen gleichermaßen händeringend nach neuem Nachwuchs, der die immer weiter zunehmende Zahl der Pflegebedürftigen kompetent versorgt und die Professionalisierung der Pflege weiter vorantreibt. Allerdings besitzt der Beruf der Pflegekraft nur wenig Attraktivität. Besonders in einer Branche wie der Altenpflege gibt es scheinbar nur wenige Rahmenbedingungen, die junge Menschen von diesem Beruf überzeugen könnten. Schlechte Arbeitsbedingungen, wie Schichtdienst, eine hohe physische und psychische Arbeitsbelastung, eine geringe monetäre Vergütung und ein geringes soziales Ansehen sind nur einige der Punkte, die potenziellen Nachwuchs abschreckt. Außerdem kommt noch erschwerend hinzu, dass die Zahl der Schulabgänger aufgrund des demographischen Wandels stetig sinkt. Die geburtenschwachen Jahrgänge sorgen für einen Rückgang der potentiellen Auszubildenden und erschweren zusätzlich die Akquirierung von neuen Nachwuchskräften. An dieser Stelle ist besonders das Personalmarketing der einzelnen Unternehmen und Altenpflegeschulen gefragt. Es müssen innovative Mittel und Wege gefunden werden, um nicht nur neue Auszubildende zu akquirieren, sondern auch das Image dieser speziellen Branche zu verbessern. Diese Aufgabe erfordert neben einer hohen fachlichen Kompetenz auch eine gut funktionierende Netzwerkarbeit. Dies gilt sowohl für externe Strukturen, als auch für die unternehmensinterne Zusammenarbeit aller Bereiche. Doch welche Marketing-Instrumente versprechen den meisten Erfolg? In den Fachzeitschriften finden sich immer mehr Artikel und Studien, die sich genau mit dieser Fragestellung auseinandersetzen. So gibt es inzwischen zahlreiche Ansätze, die weit über die klassischen Marketing-Maßnahmen hinausgehen. Gemeinsam haben diese Projekte, dass sie häufig eine offensive Grundlage haben. Potentielle Bewerber werden beispielsweise direkt in den allgemeinbildenden Schulen angesprochen, so dass meist der Eindruck entsteht, dass die Unternehmen sich bei den Jugendlichen bewerben und nicht umgekehrt. Eine weitere Gemeinsamkeit dieser neuen Projekte ist allerdings ihr eingeschränkter Wirkungskreis. So wurden viele Maßnahmen nur punktuell in einzelnen Schulen oder durch einzelne Träger in ausgewählten Regionen umgesetzt. Der Fachkräftemangel hingegen bleibt ein bundesweites Problem, dem nur mit auf die jeweilige Region angepassten Maßnahmen begegnet werden kann. Die ersten Ansätze sind da. Doch inwieweit sind diese in der Praxis angekommen? Welche Marketingstrategien verfolgen Ausbilder und Arbeitgeber in der Altenpflege, um neuen Nachwuchs zu gewinnen? Wie gravierend ist der Nachwuchsmangel wirklich und wie bewerten Arbeitgeber und Ausbilder die Situation?

Der geneigte Leser wird in der folgenden Untersuchung einen ersten Eindruck davon gewinnen können, welche Schwierigkeiten die Arbeitgeber und Altenpflegeschulen aktuell in Berlin bei der Nachwuchsgewinnung beschäftigen, wie sie diesen begegnen und welche Erfolge sie schon verzeichnen konnten.

2   Einführung in das Methodisches Vorgehen

Nach ausführlicher Literatur- und Internetrecherche entschieden sich die Verfasserinnen zu Beginn dieser Arbeit, die wichtigsten Marketingbegriffe hinsichtlich ihrer Entwicklung und Definition als Einführung in die Thematik dieser Untersuchung darzustellen. So befasst sich der theoretische Teil dieser Arbeit mit den Begriffen Marketing, Dienstleistungsmarketing und Personalmarketing, um die wesentlichen Anforderungen an das Marketing in der speziellen Branche wie der Altenpflege abzubilden. Die Eingrenzung der Thematik auf den Bereich der Altenpflege erfolgte zum einen aufgrund des persönlichen und somit praktischen Bezugs der Verfasserinnen zu diesem

Berufsfeld. Zum anderen ließen die strukturellen Vorgaben dieser Arbeit nicht die Möglichkeit den gesamten Pflegebereich hinsichtlich dieser Problematik zu beleuchten. Im Anschluss werden aktuelle Studien und Artikel zum Thema Personal- und Nachwuchsgewinnung in der Pflege kurz vorgestellt und miteinander verglichen. Die Verfasserinnen erarbeiteten sich nach der Auswertung der theoretischen Grundlagen und der Darstellung aktueller Projekte folgende Leitfragen:

1. Wie bewerten Arbeitgeber und Ausbilder den Fachkräftemangel aktuell in der Praxis?
2. Welche Marketingstrategien verfolgen Ausbilder und Arbeitgeber in der Altenpflege, um neuen Nachwuchs zu gewinnen? Und wie erfolgreich sind diese Maßnahmen?
3. Welche neuen innovativen Marketingprojekte gibt es?

Für den empirischen Teil dieser Untersuchung entschieden sich die Verfasserinnen für einen Methodenmix und kombinierten eine standardisierte Befragung mit sechs leitfadenbasierten Experteninterviews und führten diese mit Arbeitgebern und Altenpflegeschulen aus Berlin durch. Der aus fünf bis sieben Fragen bestehende standardisierte Kurzfragebogen war dem leitfadenbasierten Experteninterview vorangeschaltet, um wichtige Eckdaten, wie aktuelle Bewerberzahlen, bestehende Kooperationen und die durchschnittliche Erfolgsquote der einzelnen Ausbildungslehrgänge zu gewinnen. Die fünf bis sieben Fragen des standardisierten Kurzfragebogens wurden jeweils inhaltlich an Schulen und Arbeitgeber angepasst. Die anhand des standardisierten Kurzfragebogens erhobenen Daten werden im ersten Teil der empirischen Untersuchung dargestellt und ausgewertet. Der für qualitative Experteninterviews entwickelte Leitfaden zielt darauf ab Ursachen für den Fachkräftemangel aus der Sicht der Praxis zu identifizieren. Außerdem werden gezielt nach Marketing-Maßnahmen und deren Erfolgen gefragt, um eventuelle neue Projekte darzustellen und mit bestehenden in der Literatur dargestellten

Konzepten und Modellen des Personalmarketings zu vergleichen. Hierzu wurden sechs offene Fragen von den Verfasserinnen erarbeitet und strukturiert. Für die Interviews konnten 4 Altenpflegeschulen und 2 Unternehmen der stationären Altenpflege als Interviewpartner gewonnen werden. Die Interviews fanden im Zeitraum von Mai bis Juni 2012 in Berlin statt und wurden mit Einverständnis der Interviewpartner mit einem digitalen Diktiergerät aufgezeichnet. Die Aufzeichnungen wurden im Anschluss von den Verfasserinnen transkribiert und mit Hilfe des Software-Programms MAXQDA nach Kategorien codiert. Die Ergebnisdarstellung dieser Kategorien bildet den zweiten Teil der empirischen Untersuchung.

Im dritten Teil dieser Arbeit werden die herausgearbeiteten theoretischen Grundlagen mit den Ergebnissen aus der Empirie verglichen. Eventuelle Übereinstimmungen oder Unterschiede werden herausgearbeitet und im Anschluss hinsichtlich etwaiger innovativer im Rahmen der Leitfadeninterviews dargestellten Ansätze diskutiert. Das Fazit dieser Untersuchung widmet sich der Beantwortung der zu Anfang erarbeiteten Leitfragen, den daraus resultierenden Erkenntnissen und bildet somit das Fazit dieser Untersuchung.

Die Methodik dieser Untersuchung wird noch einmal ausführlich und begründend zu Beginn der Empirie (Kapitel 6.1) aufgegriffen und beschrieben.

3 Personalmarketing – eine Einführung

Um den Begriff des Personalmarketings näher beleuchten und definieren zu können, ist es notwendig sich im Vorfeld mit dem klassischen Marketingbegriff auseinanderzusetzen. Dieser bildet den Ursprung aller Marketingausrichtungen und verdeutlicht die Abgrenzung und Entwicklung des Personalmarketings zu anderen Marketingspezialisierungen. Es werden kurz die geschichtlichen Einflüsse auf die Entwicklung des Marketings dargestellt. Im Anschluss werden das Dienstleistungsmarketing und seine Besonderheiten in Bezug auf das Thema dieser Arbeit näher erläutert.

3.1 Marketing

Der Begriff des Marketings wird von Kirchgeorg im Gabler Wirtschaftslexikon als die Ausrichtung sämtlicher unternehmerischer Handlungen und Strategien auf die Bedürfnisse des Marktes beschrieben. Dies beinhaltet neben dem großen Feld der Kunden- und Nachfrageorientierung, auch die Positionierung des eigenen Unternehmens auf dem Markt, sowie die Einbeziehung sämtlicher Bezugsgruppen eines Unternehmens. Wichtig ist dabei der Einsatz von Marketinginstrumenten, um die angestrebten Marketingstrategien praktisch umsetzen zu können. Hierzu zählen vor allem die Preis-, Produkt-, Vertriebs- und Kommunikationspolitik. [1] Ähnlich definiert Bruhn Marketing als ein wesentliches Element der Unternehmensführung, welches dazu dient marktorientiert Wettbewerbsvorteile zu erlangen. Er sagt außerdem, dass alle internen und externen Funktionsbereiche eines Unternehmens eng zusammenarbeiten müssen, damit die Marktbedürfnisse detailliert analysiert und ausgewertet werden können. Nur so gelingt es einem Unternehmen wirklich zielgerichtete Marketingmaßnahmen zu planen, umzusetzen und zu evaluieren. [2] Ebenso definiert Dincher Marketing als eine strikte Ausrichtung sämtlicher Unternehmensprozesse an den möglichen und tatsächlichen

---

[1] Vgl. Kirchgeorg, M. / Gabler-Verlag (Hrsg.): Marketing, in: Gabler Wirtschaftslexikon
[2] Vgl. Bruhn, M.: Marketing, Wiesbaden 2007, 8. Aufl., S. 13ff. (1. Aufl. Wiesbaden 1990)

Kundenbedürfnissen. Diese Ausrichtung begründet er mit Bezug auf die geschichtliche Entwicklung in Deutschland in der Nachkriegszeit. In dieser Zeit verschob sich allmählich die Orientierung der Märkte von einer damaligen Anbieterdominanz zu einer gegenwärtigen Kundendominanz. Während im 2.Weltkrieg der Markt durch das vorhandene Angebot bestimmt wurde, wandelte sich in der Nachkriegszeit durch steigende Angebote auch das Kundenverhalten. Plötzlich war es den Kunden möglich zwischen verschiedenen Anbietern und deren Produkten zu wählen. Die Unternehmen sahen sich in dieser Zeit mit einer verstärkten und immer weiter zunehmenden Konkurrenzsituation untereinander konfrontiert. Die daraus resultierende Konsequenz war die Umstrukturierung aller Unternehmensprozesse, weg von einem produktionsorientierten Markt und hin zu einem absatzorientierten Markt. [3] Dieser Bezug verdeutlicht den engen Einfluss der Politik und der Gesellschaft auf betriebswirtschaftliche Märkte und deren einzelne Unternehmen. Meffert bestätigt diesen Hintergrund und verweist aber auf den anfänglichen Status des Marketings als ein Konzept, das kurzfristige Lösungen bot. Erst in den 70er Jahren wurden die Instrumente des Marketings weiter ausgebaut und aufgrund der immer weiter zunehmenden Nachfragedominanz auf den Märkten erstmals langfristige Projekte geplant. So erreichte das Marketing im Laufe der Zeit einen immer höheren Stellenwert in der Unternehmensführung. [4] Allerdings gibt es Strömungen in der Literatur, die vor einer zu ausgeprägten Machtposition des Marketings in einem Unternehmen warnen. In dem Zusammenhang warnt Wöhe vor einer Unterordnung aller Unternehmensbereiche unter die Ziele der Marketingstrategie. So gibt es noch andere Bereiche in einem Unternehmen, die einen ebenso hohen Stellenwert haben sollten, wie beispielsweise das Personal. Auch gibt er zu bedenken, dass bei Änderungen der Rahmenbedingungen eines Unternehmens sowie

---

[3]Vgl. Dincher, R.: Personalmarketing und Personalbeschaffung. , Einführung und Fallstudie zur Anforderungsanalyse und Personalakquisition, Neuhofen 2007, 2.Aufl., S.1f., (1.Auflage 2005)
[4] Vgl. Meffert, H.: Marketing, Wiesbaden 2012, 12. Aufl., S.8f. (1. Aufl. Wiesbaden 1977)

gesellschaftliche Entwicklungen, die Prioritäten in den Strategiezielen sich schnell verlagern können. Eine zu stark fokussierte Ausrichtung aller Prozesse könnte dabei einen Verlust der Flexibilität und Anpassungsfähigkeit bedeuten. [5] Dabei muss ein betriebswirtschaftliches Unternehmen sich heute flexibel an Veränderungen am Markt anpassen oder wenn möglich vorrausschauend Strategien planen, um weiterhin gewinnbringend die eigene Existenz zu sichern. Dazu wird deutlich, dass Marketing nicht mehr ein kleiner Teilbereich in der Unternehmensführung darstellt. Marketing ist ein Prozess, der das gesamte Unternehmen und sein komplettes Umfeld erfasst und der daher zahlreiche von gesamtwirtschaftlichen Entwicklungen geprägte Facetten mit sich bringt.

3.2 Dienstleistungen und Dienstleistungsmarketing

Ein besonderer Zweig des Marketings ist das Dienstleistungsmarketing. Hierbei liegt der Schwerpunkt auf dem Absatz von Dienstleistungen anstelle von Gütern oder Produkten. Laut Meffert sind die wesentlichen Merkmale von Dienstleistungen vor allem, dass sie immateriell, nicht lagerfähig, nicht transportfähig und abhängig von Leistungsfähigkeiten der Mitarbeiter sind. Außerdem betont er die notwendige Integration des externen Faktors Kunde oder Patient, der aktiv an der Leistungserbringung beteiligt ist. [6] Diese Eigenschaften erheben einen anderen Anspruch an das klassische Marketing und die vorhandenen Marketing-Instrumente. Bruhn meint im Gabler Wirtschaftslexikon dazu, dass die Besonderheiten vor allem darin liegen eine Kontinuität in den angebotenen Leistungen zu schaffen. Des Weiteren muss der Kunde in den Ablauf der Leistungen aktiv integriert werden. Diese Umstände erfordern andere Schwerpunkte bei der Erstellung einer erfolgreichen Marketingstrategie. Der Kunde ist nicht nur zentraler Ausgangspunkt, sondern aktiv am Wertschöpfungsprozess beteiligt. Dadurch

---

[5] Vgl. Wöhe, G.: Einführung in die allg. Betriebswirtschaftlehre, München 2008, 23. Aufl., S.382f. (1.Aufl. München 1960)
[6] Vgl. Meffert, H.: Marketing, Wiesbaden 2012, 12. Aufl., S.29ff. (1. Aufl. Wiesbaden 1977)

erfolgt auch die Beurteilung der erbrachten Leistungen immer subjektiv durch den Kunden und kann nicht objektiv gemessen werden. [7] In seinem Buch „Marketing" erweitert Bruhn seine Ausführungen und erwähnt, dass vor allem gut geschultes und motiviertes Personal, sowie interne und externe Kommunikation im Vordergrund des Dienstleistungsmarketings stehen. Instrumente zur Erfassung der Kundenzufriedenheit und ein gut funktionierendes Beschwerdemanagement rücken dadurch in den Mittelpunkt unternehmerischer Prozesse. Diese Instrumente können bei konsequenter Anwendung für ein realistisches Abbild der Kundenzufriedenheit sorgen und somit für eine stabile Basis für die Kundengewinnung und die dauerhafte Kundenbindung darstellen. [8]Ramme unterscheidet in ihrer Darstellung der Qualitätsbeurteilung im Dienstleistungsmarketing drei wesentliche Merkmale: die Prüfeigenschaften, die Erfahrungseigenschaften und die Vertrauenseigenschaften. Allerdings ist hierbei die Gewichtung der einzelnen Kriterien von Bedeutung. Die Prüfeigenschaften im Dienstleistungssektor sind in ihrer Beurteilung durch den Kunden von geringer Relevanz, da eine Dienstleistung sich nicht wie ein Produkt im Vorfeld prüfen lässt. Der Kunde kann erst nach der erbrachten Leistung beurteilen, ob dies für ihn das passende Angebot war. Die Erfahrungseigenschaften haben einen deutlich höheren Stellenwert. Der Kunde kann bereits während oder kurz nach der erbrachten Dienstleistung die Qualität beurteilen und wird seine Erfahrungen mit seinem persönlichen Umfeld teilen. Die Vertrauenseigenschaften rücken ebenso wie die Erfahrungseigenschaften in den Vordergrund der Qualitätsbeurteilung. Hierbei beginnt dies schon vor der erbrachten Leistung, denn ohne ein gewisses Vertrauen in den Anbieter wird kein Kunde bereit sein überhaupt eine Dienstleistung in Anspruch zu nehmen. Es ist bei einer Dienstleistung nicht möglich diese im Nachhinein umzutauschen, weshalb der

---

[7] Vgl. Bruhn, M. / Gabler-Verlag (Hrsg.): Dienstleistungsmarketing, in: Gabler Wirtschaftslexikon
[8] Vgl. Bruhn, M.: Marketing, Wiesbaden 2007, 8. Aufl., S. 35f. (1. Aufl. Wiesbaden 1990)

Kunde gezwungen ist dem Anbieter einen Vertrauensvorschuss zu leisten. [9] Olbrich erläutert bei seiner Definition des Dienstleistungsmarketings die aus den besonderen Eigenschaften der Dienstleistungen resultierenden Folgen für Werbemaßnahmen. Dienstleistungen sind aufgrund ihrer Immaterialität nur schwer visuell darstellbar. Das moderne Dienstleistungsmarketing bedient sich daher oft an Mitteln der Personalisierung oder Materialisierung. Dabei werden Situationen oder auch Lebensumstände aus dem täglichen Leben dargestellt, um eine möglichst hohe persönliche Identifikation mit der Dienstleistung zu erreichen. Der Kunde verknüpft dabei die angebotene Dienstleistung beispielsweise mit einer Person oder einem bestimmten Objekt und kann so einen persönlichen Bezug herstellen. [10] In Bezug auf weitere Marketinginstrumente wie die Produktpolitik kommt es im Dienstleistungsmarketing vor allem darauf an dem Kunden Sicherheit zu vermitteln. Ramme nennt dafür das Arbeiten mit Qualitätsstandards und Servicegarantien. So kann eine einheitliche Struktur eines Anbieters (z.B. Logo, Farbgebung, gleicher Ablauf) beim Kunden für Wiedererkennung und somit für Vertrautheit sorgen. Dies bietet sich besonders bei mehreren Standpunkten eines Unternehmens an. Die Preispolitik ist im Dienstleistungssektor ein besonders schwieriger Bereich. Der Preis für eine Dienstleistung lässt sich zwar berechnen, allerdings ist sie an feste Rahmenbedingungen gebunden. Nimmt ein Kunde eine Leistung nicht in Anspruch, ist sie wertlos bzw. verursacht dem Anbieter Kosten, da er alle Kapazitäten bereitgestellt hat. Da Dienstleistungen weder lager-, noch transportfähig sind, sind die Unternehmen gezwungen die Nachfrage ihrer

---

[9] Vgl. Ramme, I.: Marketing. Einführung mit Fallbeispielen, Aufgaben und Lösungen, Stuttgart 2004, 2.Aufl., S. 116f. (1.Aufl. o. J.)
[10] Vgl. Olbrich, R.: Marketing. Eine Einführung in die marktorientierte Unternehmensführung, Berlin Heidelberg 2006, 2. Aufl., S. 294f., (1. Aufl. 2001)

angebotenen Dienstleistungen möglichst genau vorherzusehen und ihr Angebot dementsprechend auszurichten. [11]

3.3 Teilzusammenfassung

Zusammenfassend lässt sich feststellen, dass Marketing eine absatzorientierte Strategie eines Unternehmens ist, die darauf abzielt Wettbewerbsvorteile durch gezielte Analyse der Marktbedürfnisse zu erreichen. Dabei spielt der Einsatz von Marketinginstrumenten eine wesentliche Rolle. Sie dienen dazu strukturierte Recherchen und Maßnahmen zu planen, durchzuführen und auszuwerten. Über die Stellung des Marketings in einem Unternehmen gibt es in der Literatur verschiedene Ansätze, allerdings räumen alle Autoren dem Marketing einen wichtigen Platz in der Unternehmensführung ein. Das Dienstleistungsmarketing ist eine besondere Form des Marketings und zeichnet sich vor allem durch die Eigenschaften einer Dienstleistung aus. Die Tatsache, dass Dienstleistungen immateriell, nicht lagerfähig und nicht transportfähig sind, stellt die Anbieter vor eine Herausforderung. Die Marketinginstrumente müssen vollkommen anders ausgerichtet werden, als es bisher im klassischen Marketing der Fall war. Dafür gibt es in der Literatur zahlreiche Möglichkeiten, die allerdings alle die Schwierigkeit der unmittelbaren Beteiligung des externen Faktors Kunde am Wertschöpfungsprozess betonen. Alle Autoren erwähnen die Wichtigkeit von qualifiziertem und motiviertem Personal, als unmittelbarer Berührungspunkt mit dem Kunden und somit maßgeblicher Faktor für die Kundengewinnung und -bindung. Mit der Förderung, Bindung und Gewinnung von qualifizierten Mitarbeitern beschäftigt sich das Personalmarketing. Im nächsten Kapitel dieser Arbeit werden daher die Entstehung, die Definition und die genauen Anwendungsbereiche des Personalmarketings näher erläutert.

---

[11]Vgl. Ramme, I.: Marketing. Einführung mit Fallbeispielen, Aufgaben und Lösungen, Stuttgart 2004, 2.Aufl., S. 116f. (1.Aufl. o. J.)

4   Entwicklung des Personalmarketings

Das Personalmarketing, welches laut Dincher in den achtziger Jahren Einzug in das Personalmanagement vieler Unternehmen hielt, ist eine der zahlreichen Facetten des Marketings. Diesen neuen Ansatz der Personalbetrachtung begründet er mit verschiedenen gesellschaftlichen Entwicklungen in dieser Zeit, wie beispielsweise: „Mangel an geeigneten Fach- und Führungskräften; sinkende Geburtenquoten mit Verschiebung der Alterspyramide; höhere Qualifikations- und Motivationsanforderungen moderner Arbeitsplätze".[12] Die Unternehmensführungen sahen sich mit neuen Anforderungen an ihre Strategien konfrontiert. Plötzlich konnten nicht mehr nur die Kunden- und Marktbedürfnisse als alleinige Einflussgröße auf die betriebswirtschaftliche Situation eines Unternehmens im Vordergrund aller Überlegungen stehen. Die Förderung und Entwicklung des eigenen Personals und auch die Gewinnung neuer qualifizierter Mitarbeiter gewann einen wichtigen Stellenwert in der Unternehmensplanung. [13] Allerdings soll an dieser Stelle nicht der Eindruck entstehen, dass nicht bereits solche Bereiche wie Personalbeschaffung und Personalmanagement in der Unternehmensführung vorhanden waren. Das entstandene Personalmarketing verband nur erstmals verschiedene Bereiche wie Marketing und Personalmanagement miteinander und eröffnete dadurch neue Horizonte und Möglichkeiten in der Personalentwicklung und -gewinnung. Auch Strutz begründet die Entstehung des Personalmarketings mit verschiedenen gesellschaftlichen Entwicklungen, wie beispielsweise den beginnenden demographischen Wandel oder den zunehmenden Fachkräftemangel. Allerdings stellt er fest, dass ein Wertewandel in der Gesellschaft zu anderen Ansprüchen an den Arbeitsplatz und somit an die Arbeitgeber geführt hat. Junge Arbeitnehmer setzen neue Prioritäten in ihrem Leben und fordern neben dem Recht selbstbestimmt arbeiten zu können, das

---

[12] Dincher ‚R.: Personalmarketing und Personalbeschaffung. Einführung und Fallstudie zur Anforderungsanalyse und Personalakquisition, Neuhofen 2007, 2.Aufl., S. 2, Zeile 1-2, (1.Auflage 2005)
[13] Vgl. ebenda, S.1f.

Recht auf Mitbestimmung bei unternehmerischen Entscheidungen. Der perfekte Arbeitsplatz soll die Möglichkeit bieten ausreichend Freizeit für das Privat- oder Familienleben zu haben und sich sowohl in der Arbeit selbst, sowie privat frei entfalten zu können. [14] Süß warnt auch vor einer Fehlinterpretation des Begriffs Personalmarketing und macht deutlich, dass es hierbei nicht um eine: „Vermarktung von Personal" [15] ginge, sondern vielmehr um die Steigerung der Attraktivität von Arbeitsplätzen, um neues Personal zu akquirieren und vorhandenes Personal zu binden. [16] Bis heute halten diese gesellschaftlichen Entwicklungen, wie der Fachkräftemangel weiter an und breiten sich auf immer mehr Branchen aus. Dementsprechend ist das Personalmarketing weiter gewachsen und ist inzwischen ein wichtiger Bestandteil der Unternehmensführung geworden. Von einer anfänglichen Reaktion auf neue Strukturen im Arbeitsmarkt ist bis heute ein Bündel von Instrumenten entstanden, dass einen kreativen und nachhaltigen Umgang mit der Ressource Personal ermöglicht. Einen genauen Einblick in die heutige Definition und die Spannweite des Personalmarketingbegriffs soll der nächste Abschnitt dieses Kapitel bieten.

4.1 Personalmarketing - eine Begriffserklärung

Für den Begriff des Personalmarketings lässt sich in der Literatur nicht nur eine gültige Definition finden, da die Umsetzung und Auslegung des Begriffes durchaus unterschiedlich interpretiert wird. So verweist Lippold in seiner Definition auf verschiedene Strömungen bei der Interpretation des Begriffes Personalmarketing. Er nennt einerseits das ausschließlich extern ausgelegte Verständnis des Personalmarketings, das sich in der Praxis hauptsächlich mit der Personalbeschaffung beschäftigt. Andererseits erwähnt er die Tatsache, dass in einigen Unternehmen zwar der Begriff vorhanden ist, sich dahinter

---

[14] Vgl. Strutz, H.: Handbuch Personalmarketing, Wiesbaden 1989, S.1ff.
[15] Süß, M.: Externes Personalmarketing für Unternehmen mit geringer Branchenattraktivität, München und Mering 1996, S. 13, Zeile 10
[16] Vgl. ebenda, S.13f.

zumeist klassische Strukturen wie das Personalmanagement verbergen. In seiner Definition betont er nochmals den ganzheitlichen Ansatz des Personalmarketingbegriffs und fasst zusammen: „Personalmarketing ist ein umfassendes Denk- und Handlungskonzept, das auf die Bedürfnisse potentieller und vorhandener Mitarbeiter ausgerichtet ist." [17] Diese Begriffserläuterung verdeutlicht das Ausmaß und die Vielfalt der Anwendungsbereiche des Personalmarketings. [18] Dincher [19] setzt den Schwerpunkt in seiner Definition vor allem auf die Nachhaltigkeit als Hauptaufgabe dieses Bereiches. Er nennt dabei eine langfristige Sicherstellung bei der Beschaffung und Bindung von qualifiziertem Personal als Hauptziel und warnt vor einzelnen personalwirtschaftlichen Maßnahmen. Diese können nur zu kurzzeitigen Erfolgen führen, jedoch nicht dauerhaft die Personalentwicklung und die Personalbindung beeinflussen. Strutz führt den bisher zögerlichen Umgang mit dem Personalmarketing unter anderem auf die Besonderheiten des Arbeitsmarktes zurück. Dieser wird beispielsweise durch gesetzliche Regelungen und Tarifverträge stark dominiert und bietet daher auf den ersten Blick nur wenig Gestaltungsspielraum. Allerdings macht ein zweiter tiefergehender Blick deutlich, dass es durchaus viel Platz für kreative und innovative Maßnahmen in diesem Bereich gibt, wenn es gelingt den Fokus nicht einzig und allein auf monetäre Anreize zu legen. Strutz unterscheidet in verschiedene Teilbereiche des Personalmarketings, das externe und interne Personalmarketing und die Personalforschung. Diese Unterteilung findet sich häufig in der Literatur, allerdings wird meist nur zwischen internem und externem Personalmarketing unterschieden. Der Ansatz die Personalforschung nicht nur als ein wichtiges Instrument mit einzubeziehen, sondern als eigenständigen Teilbereich zu definieren, stellt eine neue

---

[17]Lippold, D.: Die Marketing-Gleichung. Einführung in das wertorientierte Marketingmanagement, München 2012, S.6, Zeile 30-31
[18]Vgl. ebenda, S.6f.
[19] Vgl. Dincher, R.: Personalmarketing und Personalbeschaffung. , Einführung und Fallstudie zur Anforderungsanalyse und Personalakquisition, Neuhofen 2007, 2.Aufl., S.2f., (1.Aufl. 2005)

erweiternde Anforderung an das Konzept des Personalmarketings. Hierzu zählen laut Strutz vor allem die Erhebung der Bedarfssituation auf dem Markt, die Personalfluktuation und die Analyse des eigenen Betriebsklimas. Diese Erhebung und Auswertung von zahlreichen unternehmensbezogenen Informationen dient dabei der Strategieplanung für zukünftige Marketingmaßnahmen und bietet auch die Möglichkeit einer umfangreichen Evaluation bereits stattgefundener Maßnahmen. [20] Bartscher definiert dahingegen das Personalmarketing im Gabler Wirtschaftslexikon deutlich kürzer und bezieht sich in seiner Erklärung hauptsächlich auf die Anwendung des Marketinggrundsatzes auf den Bereich Personalmanagement. Allerdings wird hier kurz die Personalforschung als wichtiges Element des Personalmarketings genannt. [21] Um einen vertiefenden Einblick in die verschiedenen Instrumente des Personalmarketings zu erhalten, werden in den nächsten Abschnitten dieses Kapitels das interne und externe Personalmarketing noch einmal unterschieden. Auch werden die einzelnen Instrumente der beiden Bereiche kurz erläutert und dargestellt.

4.2 Internes Personalmarketing

Das interne Personalmarketing beinhaltet alle Strategien, Prozesse und einzelnen Maßnahmen, die sich auf das Unternehmen selbst, also auf innerbetriebliche Personalstrukturen beziehen. Dincher setzt den Fokus in seiner Erklärung auf die dauerhafte Personalbindung und nachhaltige Personalentwicklung. So können zufriedene und motivierte Mitarbeiter einen wesentlichen Beitrag einerseits zum Betriebsklima und andererseits zum Unternehmensimage leisten. Auch der Personaleinsatz ist daran maßgeblich beteiligt, also welche Personaldichte in einzelnen Bereichen eines Unternehmens eingesetzt wird. Besonders im Bereich der Dienstleistungen, wie beispielsweise der Altenpflege, empfinden Mitarbeiter zu wenig

---

[20] Vgl. Strutz, H.: Handbuch Personalmarketing, Wiesbaden 1989, S.1ff.
[21] Vgl. Bartscher, T. / Gabler-Verlag (Hrsg.): Personalmarketing, in: Gabler Wirtschaftslexikon

Personaleinsatz als stark belastend. Schließlich rückt dabei die Individualität zugunsten des entstehenden Zeitdrucks in den Hintergrund. [22] Olejnik verweist in seiner Definition des internen Personalmarketings auf zwei wesentliche Zielgruppen, auf die alle strategischen Maßnahmen ausgerichtet sein sollten. Dies sind zum einen die Mitarbeiter selbst und zum anderen alle Führungskräfte. Besonders bei den Führungskräften ist der Umstand, dass sie nicht nur qualifiziert, motiviert und leistungsfähig sein müssen, sondern ebenso für die Leistungsfähigkeit und Motivation der ihnen unterstellten Mitarbeiter verantwortlich sind. An dieser Stelle müssen die Instrumente des internen Personalmarketings, wie beispielsweise Mitarbeitergespräche, Fort- und Weiterbildungen, Zielvereinbarungen oder gezielte Anpassungen der Arbeitsverhältnisse, engmaschig und intensiviert durchgeführt werden. [23] Strutz hingegen unterscheidet nicht so strikt zwischen Mitarbeitern und Führungskräften. Er betont die Wichtigkeit jeden Mitarbeiter so individuell zu betreuen, dass er sich dem Unternehmen verbunden fühlt und dementsprechend motiviert arbeitet. Dazu nennt er verschiedene Bereiche, wie Karrierechancen oder das Betriebsklima, die bei jedem Mitarbeiter gleichermaßen beachtet werden müssen. Allerdings sieht er einen deutlichen Zusammenhang zwischen Problemsituationen in Unternehmen und Fehlern bei der Mitarbeiterführung. [24] Bei der intensiven Auseinandersetzung mit der Literatur zu dieser Thematik ließ sich feststellen, dass bereits zahlreiche Instrumente für das interne Personalmarketing existieren, die sich häufig an verschiedenen Führungskonzepten orientieren. Dieser Umstand macht es schwierig alle im Einzelnen aufzuzählen. Allerdings lassen sich immer wiederkehrende Bereiche finden, die als maßgebliche Orientierungspunkte für die Zielausrichtung der einzelnen Maßnahmen dienen sollten. Zu diesen

---

[22] Vgl. Dincher, R.: Personalmarketing und Personalbeschaffung. Einführung und Fallstudie zur Anforderungsanalyse und Personalakquisition, Neuhofen 2007, 2.Aufl., S.2ff., (1.Aufl. 2005)
[23] Vgl. Olejnik, C. / MEMOSYS-Centrum für Systemische Erwachsenenpädagogik (Hrsg.): Personalmarketing, Essen 2012, S. 10f.
[24] Vgl. Strutz, H.: Handbuch Personalmarketing, Wiesbaden 1989, S.11f.

zählen vor allem die Personalbindung und die damit verbundene Senkung der Fluktuationsrate, die Stärkung der Mitarbeitermotivation und die damit verbundene Leistungsbereitschaft, sowie die Steigerung der Qualifikation des vorhandenen Personals.

4.3 Externes Personalmarketing

Das externe Personalmarketing definiert sich laut Dincher vor allem durch den Fokus auf das Akquirieren von neuem qualifiziertem Personal. Dabei entstehen zahlreiche Überschneidungspunkte mit dem internen Personalmarketing, wie das Setzen monetärer Anreize. Erhöht ein Unternehmen das Gehalt für einen bestimmten Arbeitsplatz, so wird dies bei der Gewinnung neuer Mitarbeiter für diese Tätigkeit von entscheidender Rolle sein. Aber nicht nur finanzielle Anreize wirken anziehend auf potenzielle Bewerber. Das Betriebsklima und das dadurch nach außen vermittelte Image eines Unternehmens sind wichtig für die Mitarbeiterakquise. Allerdings zielt das externe Personalmarketing darauf ab, ähnlich wie beim Produktmarketing, das positive Image eines Unternehmens gezielt an die passende Bewerbergruppe heranzutragen. Hierbei müssen verschiedene Medien bewusst genutzt werden. Das Internet oder auch Messen sind Möglichkeiten, um neue potentielle Mitarbeiter auf sich aufmerksam zu machen. Sie bieten den Unternehmen die Möglichkeit ihr Anliegen und ihr Angebot direkt an die potentielle Zielgruppe heranzutragen. [25] Strutz erläutert weiter in seinen Ausführungen zum externen Personalmarketing die Wichtigkeit der Anpassung der Stellenangebote auf die jeweilige Zielgruppe. Als Beispiel können die immer häufiger werdenden Trainee-Programme herangezogen werden. Sie bieten gerade für Hochschulabsolventen oft den idealen Berufseinstieg nach dem Studium, da sie auf zukünftige Positionen gezielt vorbereiten. Auch bieten sie gleichzeitig die Möglichkeit sich in den

---

[25] Vgl. Dincher, R.: Personalmarketing und Personalbeschaffung. Einführung und Fallstudie zur Anforderungsanalyse und Personalakquisition, Neuhofen 2007, 2.Aufl., S.2f., (1.Aufl. 2005)

Berufsalltag einzufinden und Erfahrungen zu sammeln, ohne bereits zu Beginn die volle Verantwortung tragen zu müssen. Strutz erwähnt außerdem die zukünftige internationale Orientierung des externen Personalmarketings, die inzwischen durch das Medium Internet Alltag geworden ist. Viele Unternehmen nutzen gerade das Internet um in Zeiten eines zunehmenden Fachkräftemangels qualifiziertes Personal auch aus dem Ausland zu akquirieren. [26]Thom unterscheidet in seiner Definition zum Personalmarketing zwischen einer Informationsseite und einer Aktionsseite des Personalmarketings. [27] Dieser Vergleich verdeutlicht den engen Zusammenhang zwischen internem und externem Personalmarketing. Des Weiteren wird klar, dass sich die einzelnen Maßnahmen und Prozesse aus beiden Bereichen überschneiden und häufig sich sogar gegenseitig bedingen und in einander übergehen. Dieser Ansatz nicht intern und extern voneinander zu trennen, sondern die Informationsgewinnung von den tatsächlichen gezielten Aktionen eines Unternehmens zu differenzieren, erscheint in diesem komplexen Zusammenhang von Instrumenten, wie im angewandten Personalmarketing, als sinnvoll.

4.4 Teilzusammenfassung

Der Begriff Personalmarketing etablierte sich in den achtziger Jahren in den deutschen Unternehmen. Er entstand aufgrund verschiedener gesellschaftlicher Entwicklungen, wie beispielsweise der demographische Wandel, ein zunehmender Fachkräftemangel und gestiegenen Qualifikationsanforderungen an zahlreiche Arbeitsplätze. Die Unternehmensführungen passten in dieser Zeit ihr Personalmanagement an die Grundlagen des Marketings an. Es entstand ein neuer strukturübergreifender Bereich, der es ermöglicht nicht nur vorhandene Mitarbeiter zu binden und zu fördern, sondern gezielt neue qualifizierte

---

[26] Vgl. Strutz, H.: Handbuch Personalmarketing, Wiesbaden 1989, S.8f.
[27] Vgl. Thom, N. / IOP (Hrsg.): Modul 10: Personalmarketing, o. O. o. J., S.235ff.

Mitarbeiter zu akquirieren. Zu den Instrumenten des Personalmarketings zählt im internen Bereich vor allem die individuelle Anpassung der einzelnen Arbeitsplätze, das Setzen von monetären und immateriellen Anreizen, sowie Aufstiegschancen und Schaffung eines angenehmen Betriebsklimas. Im externen Bereich geht es vor allem um die gezielte Ansprache und Gewinnung potentieller neuer Mitarbeiter, sowie das reflektierte Nutzen verschiedener Medien, um das Image des eigenen Unternehmens gezielt zu beeinflussen und nach außen zu tragen. Allerdings ist es besonders schwierig in einer wenig attraktiven Branche, wie der Altenpflege, diese Instrumente möglichst effektiv anzuwenden. Gerade wenn es um die Nachwuchsgewinnung in diesem Bereich geht, sind innovative Maßnahmen gefragt. Der Fachkräftemangel ist inzwischen angekommen und qualifizierter Nachwuchs rar geworden. Das nächste Kapitel dieser Arbeit wird einen tiefergehenden Einblick in diese Problematik bieten und anhand aktueller Studien näher erläutern.

5   Aktuelle Nachwuchssituation in der Altenpflege

Wie bereits im letzten Kapitel dieser Arbeit beschrieben, gibt es zahlreiche Instrumente und Maßnahmen in der Theorie zur Personalgewinnung. Dabei ist es wichtig im Vorfeld mit der gewünschten Zielgruppe, dem eigenen Unternehmen und dem daraus resultierenden Stellenangebot auseinanderzusetzen. Nur so kann es gelingen das passende Medium auszuwählen und die gewünschten potentiellen Bewerber gezielt anzusprechen. Besonders schwierig gestaltet es sich, wenn der angebotene Arbeitsplatz im Gegensatz zu anderen Angeboten wenig Attraktivität besitzt und die angestrebte Zielgruppe immer kleiner wird. So macht es der demographische Wandel schwierig neue Nachwuchskräfte zu akquirieren, besonders in einer Branche wie der Altenpflege. Doch in Zeiten eines generellen Fachkräftemangels wird die Ausbildung qualifizierter Nachwuchskräfte immer wichtiger. In einem Artikel der Zeitschrift „Die Schwester Der Pfleger" aus dem Jahr 2010 verdeutlicht die Autorin

Hundenborn den demographischen Wandel anhand der Zahl der Schulabgänger. So hat sich diese Zahl im Verlauf von 10 Jahren an den allgemeinbildenden Schulen aufgrund der geburtenschwachen Jahrgänge immer weiter verringert.[28] Hinzu kommt erschwerend, dass der Pflegeberuf bei der Berufswahl der Jugendlichen nicht einmal in die Top 20 der beliebtesten Ausbildungsberufe gekommen ist. Die beliebtesten Ausbildungsberufe 2010 bei den Frauen waren laut Statistischem Bundesamt die Kauffrau im Einzelhandel und die Bürokauffrau.[29] Bei den Männern waren es 2010 Berufe wie Kraftfahrzeugmechatroniker und Industriemechaniker.[30] Allerdings hat der demographische Wandel nicht nur Auswirkungen auf die Nachwuchssituation. Während die Zahl der Schulabgänger sich stetig verringert, steigt die Zahl der Pflegebedürftigen immer weiter an. Im Vergleich ist die Zahl der Pflegebedürftigen im Zeitraum von 1999 bis 2009 von ca. 2 Millionen auf ca. 2,3 Millionen in Deutschland angestiegen und der Trend geht weiter nach oben.[31] Diese Entwicklung macht deutlich, wie wichtig die Ausbildung neuer qualifizierter Fachkräfte für die Altenpflege ist. Andererseits lässt sich aus diesen Zahlen und Entwicklungen ableiten, dass die Altenpflege ein Berufsfeld mit Zukunft ist und somit jungen Menschen durchaus eine berufliche Perspektive bietet. Hartmann betont in ihrem Artikel in der Zeitschrift „Altenheim" von 2010, dass die Altenpflege zahlreiche Karriere- und Aufstiegschancen ermöglicht. So ist ein Aufstieg von der Fachkraft bis hin zur Heimleitung nicht unüblich, sondern wird von vielen Trägern durchaus gewünscht und gezielt gefördert.[32] Doch welche Faktoren wirken so abschreckend auf den jugendlichen Nachwuchs? Hundenborn nennt in ihrem

---

[28] Vgl. Hundenborn, G.: Nachwuchmangel in den Pflegeberufen:
in: Die Schwester Der Pfleger 49. Jahrgang 01/2010, S.9
[29] Vgl. Statistisches Bundesamt: Berufliche Bildung. Auszubildende 2010 nach Ausbildungsberufen (TOP 20) Frauen, o. O. 2011
[30] Vgl. Statistisches Bundesamt: Berufliche Bildung. Auszubildende 2010 nach Ausbildungsberufen (TOP 20) Männer, o. O. 2011
[31] Vgl. Gesundheitsberichterstattung des Bundes: Pflegebedürftige (Anzahl).
Gliederungsmerkmale: Jahre, Region, Pflegestufen, Art der Betreuung, o. O. 2011
[32] Vgl. Hartmann, H.: Mangel an Fachkräften strategisch überwinden:
in: Altenheim 01/2010, S.36

Artikel Gründe wie die hohen physischen und psychischen Belastungen der Pflegekräfte und die daraus resultierenden Berufsverläufe vieler Pflegender. So steigen viele Pflegende vorzeitig durch Krankheit oder durch Kündigung aus dem Beruf aus und wählen neue pflegefremde Tätigkeiten. Faktoren wie Schichtdienst und geringe Personaldichte kommen noch erschwerend hinzu und bilden wenig attraktive Rahmenbedingungen für diesen Berufsstand.[33] Ein weiterer wichtiger Faktor für die Berufswahl bei Jugendlichen ist der monetäre Anreiz. Hier lassen sich wenig konkrete Zahlen finden. In einer Verdienststrukturerhebung aus dem Jahr 2006 des Statistischen Bundesamts ist in der Gruppe der Sozialarbeiter/Sozialpfleger, zu denen die Altenpfleger dazu zählen, ein durchschnittlicher Bruttomonatsverdienst von 2426 Euro ermittelt worden. Allerdings ist die Diskrepanz zwischen alten und neuen Bundesländern erheblich. Während der durchschnittliche Bruttomonatslohn in den alten Bundesländern bei 2.509 Euro lag, verdiente ein Altenpfleger in den neuen Bundesländern durchschnittlich 1.966 Euro monatlich brutto.[34] Trotz allem steigt die Zahl der beschäftigten Altenpfleger deutlich an. So zeigt eine Statistik der Bundesagentur für Arbeit, dass die Anzahl der sozialversicherungspflichtigen Beschäftigten im Zeitraum von 1999 bis 2010 im Bereich der Altenpflege um fast 184.000 Personen gestiegen ist. Während im Jahr 1999 noch 307.938 Beschäftigte erhoben wurden, waren es im Jahr 2010 bereits 491.061 Altenpfleger im gesamten Bundesgebiet.[35] Dieser sehr positive Trend lässt auf bereits angelaufene Umstrukturierungen von Seiten der Arbeitgeber hoffen. Immer häufiger tauchen Artikel und Studien zum Thema Pflegenachwuchsgewinnung mit neuen innovativen Maßnahmen in

---

[33] Vgl. Hundenborn, G.: Nachwuchmangel in den Pflegeberufen:
in: Die Schwester Der Pfleger 49. Jahrgang 01/2010, S.8ff.
[34] Vgl. Statistisches Bundesamt: Verdienste und Arbeitskosten. Verdienststrukturerhebung 2006 -
Verdienste nach Berufen, Wiesbaden 2009, S.7.
[35] Vgl. Institut für Arbeitsmarkt- und Berufsforschung: Berufe im Spiegel der Statistik.
Berufsordnung 861 Sozialarbeiter/innen, Sozialpfleger/innen auch: Fürsorger, Erziehungsberater,
Familienpfleger, Dorfhelfer, Jugend-, Altenpfleger, o. O. o.J.

Fachzeitschriften auf. Einige dieser neuen Ansätze werden im nächsten Teil dieses Kapitels vorgestellt und hinsichtlich ihrer Wirkung analysiert.

5.1 Neue Strategieansätze zur Nachwuchsgewinnung

Personalmarketing setzt sich aus internen und externen Anwendungsbereichen zusammen. Allerdings lassen sich diese in der Praxis nicht immer strikt voneinander trennen. Bei der Personalgewinnung, welche ein wesentlicher Bestandteil des Personalmarketings ist, ist das genauso. Hier müssen sowohl interne, als auch externe Maßnahmen ergriffen werden. Die Nachwuchsgewinnung ist ein besonderer Teil der Personalgewinnung, da sie sich an eine spezielle Zielgruppe richtet. Junge Menschen haben andere Ansprüche an ihren zukünftigen Arbeitgeber und stellen dadurch neue Anforderungen an den Marketingbereich eines Unternehmens. In einem Artikel in der Zeitschrift „Personal" von 2010 gibt die Autorin Hartmann konkrete Handlungsanweisungen an das gesamte Berufsfeld der Altenpflege. Sie beschreibt in vier wesentlichen Schritten, wie der Nachwuchs gezielter angesprochen werden kann und welche Maßnahmen intern umgesetzt werden müssen. Unter anderem empfiehlt sie, die Altenpflege als Marke positiv darzustellen. So sollen junge Menschen mit dem Berufsbild des Altenpflegers Dinge wie Vielfältigkeit, ein hohes soziales Ansehen und Karrieremöglichkeiten verbinden. Außerdem betont sie die Wichtigkeit der Wahl des richtigen Mediums um die Jugendlichen gezielt ansprechen zu können.[36] An dieser Stelle nimmt das Internet den wohl wichtigsten Platz ein. Eine Datenerhebung des Statistischen Bundesamts bestätigt, dass in der Gruppe der 16- bis 24-jährigen 89% das Internet jeden Tag benutzen. Im Gegensatz zu der Gruppe der 45- bis 64-jährigen,wovon 71% das Internet täglich nutzen.[37] Dadurch wird deutlich, dass der Internetauftritt eines Unternehmens bei der

---

[36] Vgl. Hartmann, H.: Mangel an Fachkräften strategisch überwinden: in: Altenheim 01/2010, S. 36ff.
[37] Vgl. Statistisches Bundesamt: IT-Nutzung. Private Nutzung von Informations- und Kommunikationstechnologien 2011, o. O. 2012

Nachwuchsgewinnung einen wesentlichen Stellenwert haben muss. In einem Schwerpunktbericht aus der Zeitschrift „Die Schwester Der Pfleger" setzt der Autor Jacobs den Schwerpunkt auf die vorhandenen Mitarbeiter als wichtigen Faktor zur Gewinnung neuen Personals. Denn bereits im Bewerbungsgespräch ist es wichtig einem Bewerber authentisch und professionell zu begegnen. Er nennt dafür Beispiele wie eine Führung durch den zukünftigen Arbeitsbereich und konkrete Vorstellungen über das zukünftige Arbeitsverhältnis, um die potentiellen neuen Mitarbeiter für ihre Einrichtung zu begeistern. An dieser Stelle sollten im Vorfeld zahlreiche interne Maßnahmen stattgefunden haben, um das Betriebsklima zu verbessern und somit die Motivation der vorhandenen Mitarbeiter zu stärken.[38] In Bezug auf die Nachwuchsgewinnung gibt es noch andere interne Strukturen, die Beachtung finden sollten. Die Autorinnen Müller und Kinsberger stellen in einem Artikel in der Zeitschrift „Altenpflege" vom April 2012 ein Projekt zu Verbesserung der Struktur der Altenpflegeausbildung vor. Sie setzen dabei die Schwerpunkte auf die bessere Zusammenarbeit mit den Einrichtungen und die theoretischen Inhalte der Ausbildung. So wurde unter anderem den Praxisanleitern mehr Zeit für ihre Auszubildenden zur Verfügung gestellt und die Ausbildung individueller gestaltet, um jedem Schüler ein für ihn passendes Lernen zu ermöglichen.[39] Auch mit diesen Maßnahmen ist es möglich neue Schüler für die Altenpflegeausbildung zu gewinnen, denn positive Resonanzen aus der gewünschten Zielgruppe vermitteln zu können, ist vor allem authentisch und somit überzeugend. Außerdem hat man sich so bereits im Vorfeld mit den Wünschen und Bedürfnissen der potentiellen Nachwuchskräfte auseinandergesetzt und kann sie gezielter bei Werbeauftritten oder Jobmessen ansprechen. Das Projekt „care4future", welches vom Bundesministerium für Gesundheit und Soziales gefördert wird, macht sich die

---

[38] Vgl. Jacobs, P.: Personalgewinnung in der Pflege:
in: Die Schwester Der Pfleger 49. Jahrgang 01/2010, S.20ff.
[39] Vgl. Müller, S. / Kinsberger, I.: Den Praxistest bestanden:
in: Altenpflege 37. Jahrgang 04/2012, S. 35ff.

Erfahrungen der eigenen Auszubildenden zu Nutze. Dafür wurde an den allgemeinbildenden Schulen in Papenburg ein Wahlpflichtbereich eingerichtet, der es den Schülern ermöglicht, in ihrem letzten Jahr an der Oberschule einen gezielten Einblick in das Berufsfeld der Pflege zu bekommen. Auszubildende berichten dort vor Ort von ihren Erfahrungen und ihrem bereits erlernten Wissen. Dabei profitieren beide Seiten, die Schüler können sich bereits im Vorfeld intensiv mit dem Beruf auseinandersetzen und die Auszubildenden haben die Möglichkeit ihre bereits erlangten Kompetenzen unter Beweis zu stellen. [40] Einen weiteren wichtigen Beitrag zur Verbesserung der Altenpflegeausbildung hat die Niedersächsische Landesregierung Mitte letzten Jahres geleistet. Dort wurde in einer Kabinettssitzung beschlossen die Schulgeldförderung für Altenpflegeschüler von bisher 50 Euro auf 100 Euro monatlich zu erhöhen. Schließlich werden viele Altenpflegeschulen von privaten Trägern betrieben und müssen Schulgeld von den Auszubildenden verlangen. Des Weiteren wurde die Stiftung „Stiftung Zukunft Altenpflegeausbildung" gegründet. Diese soll sich gezielt mit der Nachwuchsgewinnung in der Altenpflege auseinandersetzen und dafür notwendige monetäre Mittel zur Verfügung stellen. [41] An dieser Stelle wird deutlich, dass bereits zahlreiche Projekte und Maßnahmen zur innovativen Nachwuchsgewinnung bestehen und gegründet wurden. Trotz allem handelt es sich oft um punktuelle Beiträge, die sich auf einzelne Einrichtungen, Schulen oder Regionen beziehen.

5.2 Teilzusammenfassung

Der demographische Wandel hat starke Auswirkungen auf das Berufsfeld der Altenpflege. Während die Zahl der Pflegebedürftigen immer weiter ansteigt, sinkt die Zahl der Schulabgänger weiter ab. Die Nachwuchsgewinnung rückt

---

[40] Vgl. Est, V. / contec GmbH (Hrsg.): care4future. SchülerInnen für die Pflege begeistern, Bochum o. J.
[41] Vgl. Spieker, T. / Niedersächsisches. Ministerium für Soziales, Frauen, Familie und Gesundheit: Sozialministerin Aygül Özkan: „Pflegeberufe haben Zukunft", Hannover: Pressemitteilung vom 21.06.2011

weiter in den Fokus des Personalmarketings und gewinnt zunehmend an Stellenwert. Dabei ist das Internet das wichtigste Medium geworden um die jugendliche Zielgruppe anzusprechen. Ein gelungener Internetauftritt kann die Bewerberanzahl deutlich erhöhen. Auch ist es wichtig das Image der Altenpflege zu verbessern. An dieser Stelle sind nicht nur die Einrichtungen oder Schulen als Institutionen gefragt, sondern auch jeder einzelne Mitarbeiter der Pflege. Es sind bereits zahlreiche Projekte ins Leben gerufen worden, die sich neben der Image-Pflege auch die Strukturverbesserung zum Ziel genommen haben. Allerdings erreichen sie bisher meist nur eine regionale Ebene und bieten hauptsächlich Impulse für andere Netzwerke sich daran zu beteiligen oder ähnliche Initiativen zu ergreifen. Inwiefern neue innovative Ideen oder Marketingmaßnahmen bereits ihren Weg in die Praxis gefunden haben und wie viel Erfolg sie wirklich bei der Nachwuchsgewinnung bringen, soll das nächste Kapitel dieser Arbeit zeigen.

6 Empirie

Im folgenden Kapitel wird zu Beginn noch einmal, zur Ergänzung der in der Einleitung kurzen allgemeinen Darstellung der Methodik, das methodische Vorgehen dieser Untersuchung ausführlich dargestellt. Dieser Teil beinhaltet neben den angewendeten Methoden für die Erhebung und Auswertung der Daten, eine detaillierte Begründung für die Wahl der einzelnen Schritte. Außerdem werden die Relationen der einzelnen Daten zueinander erklärt.

Im zweiten Teil dieses Kapitel werden die Ergebnisse aus der standardisierten Befragung und den leitfadenbasierten Experteninterviews ausführlich dargestellt. Eine aus den gewonnenen Erkenntnissen resultierende Diskussion schließt sich dann im nächsten Kapitel an.

6.1 Methodik

Die Verfasserinnen entschieden sich nach Erarbeitung der theoretischen Grundlagen dieser Untersuchung und den daraus resultierenden Leitfragen für diese Untersuchung einen Methodenmix zur Gewinnung der passenden Daten anzuwenden. Um die Ergebnisse bei der Auswertung untereinander in Relation setzen zu können, wurde zu Beginn eine standardisierte Befragung mit fünf bis sieben Fragen zu Themen wie Form der Ausbildung, Bewerberzahlen und Anzahl der Auszubildenden pro Jahr formuliert. So erhält der geneigte Leser anhand dieser Kennzahlen einen tiefergehenden Einblick in die verschiedenen Institutionen der einzelnen Interviewpartner und deren Größenordnung. Die fünf bis sieben Fragen aus dem standardisierten Kurzfragebogen wurden jeweils inhaltlich an die Schulen (fünf Fragen) und Arbeitgeber (sieben Fragen) angepasst. So wurden die Arbeitgeber zusätzlich nach der Anzahl der Auszubildenden befragt, die nach erfolgreichem Abschluss der Ausbildung in ein Arbeitsverhältnis übernommen werden. Die Befragung erfolgte zu Beginn der leitfadenbasierten Experteninterviews und konnte als Einleitung und „Aufwärmphase" für die anschließenden Interviews genutzt werden. Die Auswertung dieser Befragung erfolgte durch das Erstellen einer themenorientierten Tabelle. Dazu dienten die angefertigten Transkriptionen der einzelnen Interviews als Datenquelle. Zur besseren Nachvollziehbarkeit und Transparenz, befindet sich die Tabelle mit den gewonnenen Daten im Anhang dieser Arbeit. Die Darstellung der Ergebnisse aus der Befragung bildet den ersten Teil der Auswertung der aus der Empirie gewonnen Daten in dieser Untersuchung. Zugleich fällt die Darstellung dieser Kennzahlen bewusst kürzer aus, da sie in dieser Arbeit dem Leser lediglich als Orientierung dient und den Kontext der qualitativen Datenanalyse absteckt. Der Schwerpunkt in der Auswertung liegt auf den gewonnen Erkenntnissen aus den leitfadenbasierten Experteninterviews. Die Verfasserinnen erarbeiteten sich im Vorfeld, nach ausführlicher Literatur- und Internetrecherche, eine Eingrenzung der Thematik für den theoretischen Anteil dieser Arbeit. Eingegrenzt werden konnten, nach intensiver Auseinandersetzung mit den Begriffen Marketing, Dienstleistungsmarketing und besonders mit dem Personalmarketing, wesentliche Themengebiete für die leitfadenbasierten Experteninterviews.

Diese sind der Fachkräftemangel und seine tatsächlichen Auswirkungen, innovative Projekte und Maßnahmen im Bereich der Nachwuchsgewinnung und Anforderungen an die zukünftigen Bewerber und die Altenpflegeausbildung. Anhand der identifizierten Themengebiete und die daraus erarbeiteten Leitfragen, wurden sechs offene Fragen als Grundlage für den Interviewleitfaden gebildet. Diese zielen vor allem darauf ab den Fachkräftemangel hinsichtlich seiner tatsächlichen Auswirkungen und Ursachen in der Praxis zu ermitteln. Es wurde nach aktuellen Marketingmaßnahmen und deren erzielte Erfolge gefragt, um die aus der Theorie gewonnen Erkenntnisse zu Maßnahmen und Modellen des Personalmarketings vergleichen zu können. Abschließend wurde nach Vorschlägen zur Strukturveränderungen der Altenpflegeausbildung und nach Maßnahmen zur Attraktivitätssteigerung des Berufsbildes des Altenpflegers gefragt. Diese Fragen sollten neben neuen Ideen auch mögliche zukünftige Marketingstrategien der einzelnen Interviewpartner erkennbar machen. Die Fragen aus der standardisierten Befragung und der angewandte Interviewleitfaden der Experteninterviews finden sich zur intensiveren Betrachtung im Anhang dieser Untersuchung.

Die Befragung und die Experteninterviews wurden mit vier Altenpflegeschulen und zwei Arbeitgebern aus der stationären Altenpflege im Zeitraum von Mai bis Juni 2012 in Berlin durchgeführt. Mit Einverständnis der Interviewpartner wurden diese mit Hilfe eines digitalen Diktiergeräts aufgezeichnet und im Anschluss transkribiert. Alle Interviewpartner wurden anonymisiert. Die Transkriptionen wurden dann unter Anwendung des Software-Programms MAXQDA nach Kategorien codiert. Die Kategorienbildung erfolgte durch eine Orientierung an den Themenkomplexen der gestellten Interviewfragen und verfeinerte sich durch die intensive Auseinandersetzung mit den gewonnenen Daten. Es entstanden 7 wesentliche Kategorien, deren Ergebnisse den Schwerpunkt zur Beantwortung der anfangs gestellten Leitfragen bilden. Daher erfolgt die Darstellung der aus diesem Teil gewonnenen Ergebnisse deutlich ausführlicher, als bei der standardisierten Befragung und bildet den zweiten Teil der Ergebnisdarstellung dieser Untersuchung.

Im letzten Teil dieser Arbeit werden die aus der Theorie gewonnen Erkenntnisse über die Themengebiete Fachkräftemangel, innovative Marketingmaßnahmen und zukünftige Anforderungen, mit den aus der Empirie gewonnen Erkenntnissen diskutierend verglichen und ausgewertet. Ziel ist es, durch die diskutierende Betrachtung, im Anschluss systematisch die anhand der Leitfadeninterviews gewonnenen Erkenntnisse entsprechend zu den bei der Datenanalyse identifizierten Kategorien darzustellen und die Ergebnisse der Datenanalyse vor dem Hintergrund der im Theorieteil dargestellten Konzepte zu diskutieren. Dabei wird besondere Aufmerksamkeit darauf gelegt zu prüfen, inwiefern in den Experteninterviews neue, von der theoretischen Diskussion verbreitete Annahmen abweichen. Die Beantwortung der Leitfragen bildet dabei im Anschluss das Fazit dieser Untersuchung.

6.2 Ergebnisdarstellung der standardisierten Befragung

Wie bereits im letzten Teil dieses Kapitels ausführlich dargestellt, handelt es sich bei den nun folgenden Ergebnissen um Kennzahlen, die als Orientierung für den geneigten Leser gedacht sind. Sie sollen helfen die im Anschluss folgenden Erkenntnisse aus den leitfadenbasierten Experteninterviews besser einzuordnen und die einzelnen Relationen zwischen den befragten Institutionen der Interviewpartner zu verdeutlichen. Die Ergebnisse werden in der folgenden Darstellung zwischen Altenpflegeschulen und Arbeitgebern unterschieden, da die formulierten Fragen für die Kurzfragebögen inhaltlich nach deren Zielgruppe ausgerichtet wurden.

6.2.1 Ergebnisse aus den Altenpflegeschulen

Bei den vier befragten Schulen gaben drei Schulen an sowohl eine Vollzeitausbildung, im Sinne einer Erstausbildung, als auch eine berufsbegleitende Ausbildung, im Sinne einer Umschulung, anzubieten. Nur die Altenpflegeschule A gab an, ausschließlich eine Vollzeitausbildung anzubieten. Diese strukturelle Ausrichtung der einzelnen Altenpflegeschulen bedingt auch die Anzahl der neu aufgenommenen Schüler pro Jahr. So starten alle vier Schulen im Durchschnitt mit zwei Kursen mit jeweils ca. 25 Auszubildenden pro Jahr. Nur die Altenpflegeschule C bietet sogar zwischen drei und vier neuen Kursen, mit Platz für jeweils ca. 25 Schüler, pro Jahr an. Im Gegensatz dazu startet die Altenpflegeschule A, die sich ausschließlich auf die Erstausbildung konzentriert hat, mit einem Kurs pro Jahr. Auf die Frage nach der Anzahl der Bewerbungen pro Jahr, erhielten die Verfasserinnen sehr unterschiedliche Angaben. Die Altenpflegeschule B konnte keine konkreten Angaben zu dieser Frage machen und berichtete von einem Rückgang der Zahlen. Zwei andere Schulen hingegen konnten sehr detaillierte Angaben auf diese Frage machen und teilten den Verfasserinnen die aktuellen Zahlen des laufenden Kalenderjahrs 2012 mit. So konnte die Altenpflegeschule C mit den meisten Schülern im Bereich der Altenpflege für dieses Jahr bereits 120 Bewerbungen verzeichnen (Stand: 29.05.2012). Bei der Altenpflegeschule A mit den wenigsten Auszubildenden pro Jahr, waren es bereits 45 Bewerbungen für den Kursstart im Herbst (Stand: 25.05.2012). Die Altenpflegeschule D schätzte ihre Bewerberzahlen mit ca. 50 Bewerbungen pro Jahr ein. Auf die Frage nach der Erfolgsquote der einzelnen Ausbildungslehrgänge antwortete die Schulleitung der Altenpflegeschule D, mit 100% und betonte, dass bisher noch niemand durch die Prüfungen gefallen sei. Zwei weitere Schulen gaben an, eine Erfolgsquote von ca. 80% zu erreichen und die vierte befragte Schule konnte dazu keine Angaben machen. Außerdem fragten die Verfasserinnen nach bestehenden Kooperationen mit Ausbildungsstätten der einzelnen Altenpflegeschulen. Diese Frage erzielte sehr überraschende Ergebnisse. So berichtete die Schulleitung der Altenpflegeschule C, von ca. 75 bestehenden Kooperationen mit verschiedenen Trägern aus der ambulanten und stationären Altenpflege zu pflegen. Die Altenpflegeschule D gab 40 bestehende Kooperationen an und zählte dabei einige große Träger auf. Die anderen beiden Altenpflegeschulen gaben deutlich weniger Kooperationspartner an und eine dieser Schulen beschränkte sich auf die Nennung nur eines Trägers aus der stationären Altenpflege.

6.2.2 Ergebnisse der Arbeitgeber

Bei den zwei befragten Arbeitgebern handelte es sich jeweils um Träger aus der stationären Altenpflege, jedoch bietet eines der Unternehmen auch zusätzlich einen ambulanten Pflegedienst an. Beide Unternehmen haben ihre Standorte bundesweit verteilt und konnten daher ihre Angaben über die Region Berlin hinaus machen. Eine weitere Gemeinsamkeit der befragten Arbeitgeber ist die Form der Ausbildungsangebote. So bieten beide die Möglichkeit neben einer Erstausbildung eine Umschulung im Rahmen einer berufsbegleitenden Ausbildung in ihren Einrichtungen zu absolvieren. Bei der Zahl der Auszubildenden pro Jahr ergeben sich aber deutliche Differenzen. Während die Einrichtung 1 für die Region Berlin/Brandenburg ca. 90 Schüler pro Jahr angab, nannte die Einrichtung 2 eine Zahl von ca. vier bis fünf Auszubildenden für die Region Berlin pro Jahr. Dieser doch sehr deutliche Unterschied ist allerdings den verschiedenen Größen und der Anzahl der betriebenen Häuser in dieser Region zuzuordnen. Dies wird auch in der Anzahl der eingegangenen Bewerbungen pro Jahr deutlich. Während die Einrichtung 1 für 2012 bisher ca. 50 Bewerbungen verzeichnen konnte (Stand: 06.06.2012), zählt die Einrichtung 2 durchschnittlich pro Jahr ca. 12 Bewerbungen. Auf die Frage nach der Erfolgsquote ihrer Auszubildenden konnten keine vergleichbaren Ergebnisse erzielt werden. So konnte die Einrichtung 1 Angaben zur Anzahl der Absolventen der aktuellen Abschlussklasse benennen und nannte in diesem Rahmen sieben Auszubildende. Die Einrichtung 2 hingegen antwortete mit einer generellen Erfolgsquote von ca. 90% der im Unternehmen ausgebildeten Schüler. Dies würde bei der angegebenen Anzahl der Schüler ca. vier erfolgreiche Absolventen pro Jahr bedeuten. Bei den bestehenden Kooperationen zeichnete sich hingegen ein sehr ähnliches Bild ab. So antworteten beide befragten Arbeitgeber mit ca. fünf bis sechs konkreten Kooperationspartnern im Bereich der Altenpflegeschulen. Aufgrund der inhaltlichen Ausrichtung der jeweiligen Kurzfragebögen interessierte die Verfasserinnen bei den Arbeitgebern noch die Frage nach der Übernahmequote. Während die Einrichtung 1angab prinzipiell alle Auszubildenden übernehmen zu wollen, allerdings ist hierbei ein Notendurchschnitt von 2,0 gewünscht, gab die Einrichtung 2 eine Quote von 80% an. Dies würde im Vergleich zur Anzahl der Schüler pro Jahr ca. drei bis vier Auszubildende bedeuten, die nach erfolgreicher Ausbildung im Anschluss auch in ein Arbeitsverhältnis übernommen werden.

6.3 Ergebnisdarstellung der Experteninterviews

In den Interviews wurde herausgearbeitet, dass Ausbildungsstätten und Ausbildungsschulen sich mit der Nachwuchsgewinnung auseinander setzen. Dabei viel auf, das es Unterschiede in der Intensität der Marketingmaßnahmen gibt. Einige Schulen sind sehr aktiv im Bereich des Personalmarketings, andere wiederum machen sehr wenig, um neue Schüler für die Altenpflegeausbildung zu gewinnen.

Analog zum methodischen Vorgehen werden im weiteren Verlauf des Kapitels die relevanten Ergebnisse der Nachwuchsgewinnung dargestellt. Dabei werden Wünsche, Hindernisse und erfolgreiche Maßnahmen dargestellt.

Anhand der in den Interviews gesammelten Daten wurden 7 Hauptkategorien gebildet:

Fachkräftemangel

Attraktivität der Altenpflege steigern

Bewerbertrend

Internes Personalmarketing

Externes Personalmarketing

Erwartungen an die Bewerber

attraktive Altenpflegeausbildung

Im Verlauf werden die jeweiligen Hauptkategorien mit den dazugehörigen Subkategorien beschrieben.

6.3.1 Fachkräftemangel

Alle Interviewten waren sich einig, dass es einen Fachkräftemangel gibt und das dieser für alle Beteiligten in der Altenpflege spürbar ist. Die Schulleiterin Altenpflegeschule C formulierte es im Interview noch deutlicher:

„Wir merken es daran, dass wir gar nicht mehr werben unsere Absolventen unterzubringen, sondern sie werden uns praktisch aus der Hand gerissen." [42]

Die Ausbildungsstätten haben oft nicht die Auswahl und müssen auch geringer qualifizierte Bewerber ausbilden: *„(...), dass die Pflegedienstleitungen signalisieren, dass sie kaum Auswahlmöglichkeiten haben. Dass sie auch von ihrer Seite ungeeignete eingeschätzte Leute ausbilden müssen."* [43]

Es wurde auch formuliert, dass alle Absolventen der Altenpflege einen Arbeitsplatz nach der Ausbildung bekommen, unabhängig davon, ob sie mit der Note 1,0 oder 4,0 abgeschlossen haben: *„Wir merken es im Übrigen auch daran, dass wir ein 100%-ige Vermittlungsquote haben der Absolventen. Die gehen alle weg. Sowohl Leute die mit 4 abgeschlossen haben, als auch die, mit 1 abgeschlossen haben."* [44]

Die Schulleitung der Altenpflegeschule A berichtete, dass die Auszubildenden immer weniger von den Fachkräften angeleitet werden und während der Ausbildung auf den Stellenschlüssel zählen:

„Wir merken es an unseren Auszubildenden, dass der Druck in der Arbeit immer höher wird. Dass sie zu immer mehr herangezogen werden, über immer weniger Anleitung berichten." [45]

„Dann ein anderes Problem ist, dass die Altenpflegeschüler nicht auf den Stellenschlüssel angerechnet werden, sondern das sie wirklich Zeit haben zur Ausbildung." [46]

Frau B von Einrichtung 1 sieht im Fachkräftemangel hingegen eine Chance für die Altenpflege:

---

[42] Transkription Altenpflegeschule C: Zeile 49 - 51
[43] Transkription Altenpflegeschule B: Zeile 8 - 10
[44] Transkription Altenpflegeschule B: Zeile 24 - 27
[45] Transkription Altenpflegeschule D: Zeile 46 - 48
[46] Transkription Altenpflegeschule A: Zeile 357 - 359

„Letztendlich finde ich das auch schön für die Altenpflege, denn das ist eine große Chance, dass sie das auch wahrnehmen und was machen. Dass sie ihr Selbstbewusstsein stärken, sich als Branche sich da auch festigen können. Also es ist auf jeden Fall eine Herausforderung für uns, aber auch eine Chance." [47]

6.3.2   Attraktivität der Altenpflege steigern

In den durchgeführten Interviews kam heraus, dass die Attraktivität der Altenpflege aus verschiedenen Perspektiven verändert werden muss. Zum einen auf politischer Ebene, dann von den Arbeitgebern und durch die Fachkräfte in den Einrichtungen.

Politik

Betont wurde, dass sich die Gesetzgeber genau überlegen sollten, wie der Beruf des Altenpflegers attraktiver gestaltet werden könnte, um die anspruchsvollen Anforderungen gerecht zu werden: *„Weil ja Pflegeprozessgestaltung und Fallarbeit ein kognitiv anspruchsvoller Bereich ist."* [48]

Zwei Interviewte aus den Berufsfachschulen sprachen sich positiv, aber auch kritisch für das geplante Zusammenführen der Pflegeberufe aus. Zwei Zitate hierzu:

„Die attraktivste Maßnahme wäre, die Pflegeberufe zusammen zu legen." [49]

„(...), dass man die Altenpflege auf das Niveau der Krankenpflege hebt, das funktioniert aber so lange nicht, so langen Krankenpflege alles abdecken kann, (...) weil man in der Altenpflege auf bestimmte Bereiche eingegrenzt ist." [50]

---

[47] Transkription Einrichtung 1: Zeile 75 - 78
[48] Transkription Altenpflegeschule C: Zeile 152 - 153
[49] Transkription Altenpflegeschule C: Zeile 199 - 200
[50] Transkription Altenpflegeschule B: Zeile159 - 164

Eine weitere Maßnahme, die sich die Interviewten aus den Ausbildungsschulen wünschen ist, die Zulassungsvoraussetzungen für die Altenpflegeausbildung zu erhöhen, um das Berufsbild zu stärken. Dazu ein Beispiel des Gesagten:

„Und auch mehr Realschüler für die Standardzulassung würde ich mir mindestens wünschen, weil das ja auch eine kognitiv anspruchsvolle Aufgabe ist, Pflegemaßnahmen zu gestalten und die Wirksamkeit eben zu überprüfen.“
[51]

Arbeitgeber

Alle Interviewten, Schulen und Arbeitgeber, waren sich einig, dass die Arbeitgeber eine tragende Rolle in der Attraktivitätssteigerung einnehmen. Interviewte in den Schulen, sowie die interviewten Arbeitgeber betonen, dass sich die Arbeitsbedingungen verändert haben, aber dennoch nicht ausreichen um neue Bewerber zu akquirieren. Frau B von Einrichtung 1 sagt dazu:

„(…)die Arbeitsbedingungen müssen sich noch weiter verändern. Ich denke das passiert schon, weil die Nachfrage sich verändert und wir gucken, wie wir denen den roten Teppich ausrollen und die Arbeitsbedingungen weiter verändern.“ [52]

Zitat von der Schulleitung der Altenpflegeschule A dazu:

---

[51] Transkription Altenpflegeschule C: Zeile 217 - 220
[52] Transkription Einrichtung 1: Zeile 104 - 107

„(…)das Arbeitsfeld attraktiver gestalten" [53] *„(…)mehr Urlaub bekommen(…)"* [54] *„Ich denke da müssen die Träger genau überlegen, damit es sich lohnt in dem Beruf zu arbeiten."* [55]

Des Weiteren wurde mehrfach genannt, dass die Entwicklungschancen in dem Bereich der Altenpflege weiter hervorgehoben werden müssen. Gesagt wurde dazu: *„Karriere, lebenslange Sicherheit im Job, Aufstiegsmöglichkeiten."* [56]

Fachkräfte in den Einrichtungen

Das Image der Altenpflege in der Gesellschaft zu verbessern, nannten alle Interviewpartner als wichtigste Maßnahme, um die Attraktivität der Altenpflege zu erhöhen. Um dieses Ziel zu erreichen wurde ganz klar von den Interviewten die Fachkräfte als Schlüssel zur Aufwertung des Berufsbildes genannt: *„Das wir immer in den Häusern das vorleben, wie wir das gern hätten."* [57]

Die Pflegekräfte müssen ihr Aufgabengebiet verinnerlichen und professioneller nach außen vertreten. Dazu dieses Zitat:

„Das Berufsbild müsste erst mal von denen in der Altenpflege Tätigen professioneller vertreten werden nach außen, also jede Fachkraft in der Altenpflege muss das Aufgabengebiet kennen. Auch mit dem Schwerpunkt Pflegeprozess, Biographiearbeit, Pflegeplanung, Pflegeevaluationen, Anleitung von Bezugspersonen und Pflegebedürftigen und Hilfskräften." [58]

6.3.3   Bewerbertrend

Die Interviewteilnehmer aus den Altenpflegeschulen verzeichnen einen sinkenden Bewerbertrend, geben aber an mit ausreichend Teilnehmern die Kurse starten zu können:

---

[53] Transkription Altenpflegeschule A: Zeile 100
[54] Transkription Altenpflegeschule A: Zeile 116
[55] Transkription Altenpflegeschule A: Zeile123 - 124
[56] Transkription Einrichtung 1: Zeile 184 - 185
[57] Transkription Einrichtung 1: Zeile 121 - 122
[58] Transkription Altenpflegeschule C: Zeile 59 - 64

„Also wir hatten 2004, als ich hier startete als Schulleiterin, noch 300-400 Bewerbungen für die Erstausbildung und jetzt ca. 120. Es werden aber ca. 150 werden." [59]

„Dieses Jahr haben wir das Glück, dass alle wieder voll gestartet sind." [60]

Im Gegensatz dazu berichten die Arbeitgeber über „gleichbleibende bis steigende" [61] Bewerberzahlen.

Bei der Nachfrage über mögliche Ursachen wurden verschiedene Ansätze benannt. Die Altenpflegeschulen begründen ihre sinkenden Bewerberzahlen zum einen mit dem demographischen Wandel und mit der sinkenden Zahl der Schulabgänger. Zum anderen nannten sie das schlechte Image der Altenpflege als mögliche Ursache für die Bewerberzahlen. Jedoch verwiesen drei der interviewten Schulen darauf, dass es bis vor einigen Jahren noch ca. 15 Altenpflegeschulen in Berlin examinierte Altenpfleger ausgebildet haben und aktuell ca. 30 Altenpflegeschulen in Berlin ausbilden. Zitat hierzu:

„(...) hatten wir so 15 Altenpflegeschulen und wir haben jetzt 30 Altenpflegeschulen." [62]

Als weitere Ursache wird das Sinken des Bildungsniveaus von den Altenpflegeschulen angeführt: *„Der Trend geht ja immer mehr nach unten, Hauptschulabschluss, erweiterter Hauptschulabschluss und wir merken diese kognitiven Defizite."* [63]

---

[59] Transkription Altenpflegeschule C: Zeile 97 - 99
[60] Transkription: Altenpflegeschule B Zeile196
[61] Transkription Einrichtung 1: Zeile 110
[62] Transkription Altenpflegeschule D: Zeile 76 - 77
[63] Transkription Altenpflegeschule C: Zeile 150 - 152

6.3.4 Internes Personalmarketing

Die befragten Interviewpartner berichteten von detaillierten Maßnahmen in ihren unternehmensinternen Strukturen. Beispielsweise nannte die Altenpflegeschule B regelmäßig stattfindende Feste für die Auszubildenden:

„ (…) Marketing heißt natürlich auch, dass die Leute sich bei uns wohlfühlen. Auch um neue zu akquirieren. Wir haben Feste organisiert (…).“ [64]

Herr H. aus der Einrichtung 2 verwies in seinen Ausführungen neben den Arbeitsbedingungen auch auf die Funktion der Führungskraft eines Hauses:

„Und da ist ganz entscheidend die persönliche Betreuung. Die Führung. Ein Auszubildender, aber auch ein Bewerber, kommt auf Grund der Arbeitsbedingungen, die sie hier vorfinden. Also auch das Umfeld ganz konkret. Die Arbeitswege, die Arbeitsräumlichkeiten und welchen Eindruck haben sie von der Führung. Die Heimleitung, die Pflegedienstleitung sind entscheidend gefragt. So zu sagen auch die Wertschätzung, Führungsstil und so weiter, das man sich als Arbeitnehmer gut fühlen kann.“ [65]

Die Schulleitung der Altenpflegeschule C erläuterte, dass die Schule eher inhaltlich an sich arbeitet:

„Ja also Marketing ist bei uns, (…) an zweite Stelle. Wir arbeiten eher inhaltlich und machen zu wenig im Marketing.“ [66]

6.3.5 Externes Personalmarketing

In den Ergebnissen der Interviews sind zwei der vier Altenpflegeschulen sehr aktiv in der Akquise neuer Auszubildender, Altenpflegeschule B z.B.: *„Die Hauptquelle, wie auch die Statistiken zeigen, dass 90% über das Internet*

---

[64] Transkription Altenpflegeschule B: Zeile 247 - 248
[65] Transkription Einrichtung 2 Zeile 70 - 76
[66] Transkription Altenpflegeschule C: Zeile 175 - 176

kommen, aber wir haben auch Messeauftritte." (…)aber wir schalten natürlich auch Anzeigen." [67]

Durch die Interviews ließ sich feststellen, dass die Messeauftritte ausgesucht stattfinden, ein Zitat hierzu:

„Wir haben das beschränkt, weil Messeauftritte auch sehr teuer sind und nicht so viel bringen. (…) wir haben es begrenzt und gehen nur auf eine Messe." [68]

Als weitere Quelle wurde das Internet genannt, wobei z.B. zwei der befragten Altenpflegeschulen über AdWords(eine Form der Internetwerbung des Suchmaschinenbetreibers Google Inc.) [69] im Internet wirbt, um neue Bewerber zu akquirieren. Dazu die Zitate der Altenpflegeschulen B und D:

„Wir machen viel Google-AdWords, also diese bezahlten Anzeigen." [70]

„Das nennt sich AdWords, wir haben AdWords-Kampagnen für unsere Ausbildungen (…), wir haben 1 Euro bezahlt, pro Klick, (…)und das war bei der Altenpflege, (…), wenn er eine Anfrage geschickt (…). 75 Euro und jetzt, seitdem wir das erhöht haben 79 Euro." [71]

Die dritte Hauptquelle sind die individuellen Maßnahmen, wie direkt in die allgemeinbildenden Schulen zu gehen, um sich als potenziellen Arbeitgeber vorzustellen. Im Rahmen der Interviews wurde herausgearbeitet, dass über die Einbeziehung der Auszubildenden in die Öffentlichkeitsarbeit neue Bewerber gewonnen werden können. Einige Beispiel hierzu von den Altenpflegeschulen:

„Da sind wir in einer Oberschule, wo auch zwei Auszubildende von uns mitgehen und die Ausbildung vertreten. Weil Auszubildende das gut können.

---

[67] Transkription Altenpflegeschule B: Zeile 230 - 239
[68] Transkription: Altenpflegeschule B Zeile 231 - 233
[69] Vgl. Wikipedia: AdWords, o. O. 2012
[70] Transkription Altenpflegeschule D: Zeile 87 - 88
[71] Transkription: Altenpflegeschule B Zeile 208 - 224

Denn sie haben sich entschieden für die Ausbildung und können auch etwas über Erfolge berichten, auch über Probleme." [72]

„Also auch was für das Image zu tun, also zum Beispiel, auch die Schüler in die Angehörigenabende einzubinden." [73]

„Wir bekommen neue Schüler über alte Schüler." [74]

Bei den befragten Arbeitgebern zeigen sich ähnliche Ergebnisse. Die Einrichtung 2 investiert sehr wenig in das externe Personalmarketing. Die Aussage hierzu:

„Wir gehen auch nicht auf Messen, jedenfalls nicht die letzten 2 Jahre, weil es uns auch noch sehr gut geht." [75]

Die Einrichtung 1 hingegen zeigt sehr viel Präsenz in der Öffentlichkeit um neue Auszubildende für ihr Unternehmen zu gewinnen, wie das folgende Zitat zeigt:

„Messen, (...) Aktionstage zum einen die Jugendfachtagung, (...) Imagepflege, (...) Praktikanten für uns begeistern, (...)Boys Day, Kooperationen mit Schulen, ganz direkt die Leute in Schulen ansprechen, in allgemeinbildenden Schulen." [76]

In diesem Zusammenhang nannten einige der Interviewpartner die Möglichkeit für die Schüler im Rahmen eines Praktikums das Berufsfeld kennenzulernen:

„(...), auch so Möglichkeiten, wie Schüler in so Praktika damit anzuwerben. (...) aber eingeführt mitgehen und den Berufsalltag mitkriegen, so dass sie spüren, wie sich das anfühlen könnte später." [77]

---

[72] Transkription Altenpflegeschule C: Zeile 166 - 170
[73] Transkription Altenpflegeschule C: Zeile 106 - 108
[74] Transkription Altenpflegeschule D: Zeile 101 - 102
[75] Transkription Einrichtung 2: Zeile 64 - 65
[76] Transkription Einrichtung 1: Zeile 115 - 135
[77] Transkription Altenpflegeschule B: Zeile 19 - 24

„Praktikanten, das ist auch ein ganz wichtiger Punkt. Das wir Bewerber akquirieren, das wir Leute ins Haus holen und das Haus öffnen, (...). Da müssen wir die Praktikanten für uns begeistern." [78]

6.3.6   Erwartungen an die Bewerber

Die Mehrzahl der Interviewten erwarten von ihren Bewerbern mehr Empathie und soziale Kompetenz:

„Sich auf die alten Menschen und ihre Bedürfnisse einzustellen, Empathievermögen." [79]

Des Weiteren erwarten die Berufsfachschulen und die Arbeitgeber von ihren Bewerbern ein Maß an Durchhaltevermögen und Probleme konstruktiv anzugehen:

„Und sich auch gerade in der Ausbildung sich nicht von jeder kleinen Herausforderung abschrecken zu lassen, auch dran zu bleiben und auch mal durchzuhalten." [80]

„Probleme angehen zu wollen und die Wege einzuhalten, auf sie zu gehen." [81]

Wie bereits in der Kategorie, Attraktivität der Altenpflege steigern, beschrieben, wünschen sich die Interviewten andere Zulassungsvoraussetzungen für die Ausbildung zum examinierten Altenpfleger. Insbesondere die Altenpflegeschulen wünschen sich mehr Bewerber mit solider Grundausbildung und das Interesse nach Weiterqualifizierung. Dazu ein Zitat:

„Das wir Menschen kriegen, die einen Hochschulabschluss anvisieren und dann tatsächlich sagen, ich mache den Beruf, möchte aber später weitermachen, Pflegemanagement, Wohnbereichsleitung." [82]

---

[78] Transkription Einrichtung 1: Zeile 124 - 130
[79] Transkription Altenpflegeschule C: Zeile 193 - 194
[80] Transkription Einrichtung 1: Zeile163 - 165
[81] Transkription Altenpflegeschule B: Zeile 96 - 97
[82] Transkription: Altenpflegeschule A Zeile318 - 320

6.3.7   Attraktive Altenpflegeausbildung

In den Interviews kamen verschiedene Aspekte hervor, um die Altenpflegeausbildung attraktiver zu gestalten. Hier wird in den Ergebnissen zwischen Altenpflegeschulen und Arbeitgeber unterschieden. Die Altenpflegeschulen sind der Meinung, dass sich die Ausbildungsvergütung im Bereich der Altenpflege verbessern muss, um für junge Menschen attraktiver zu werden:

„Also ich denke, einmal ist es die Ausbildungsvergütung, die teilweise wirklich katastrophal ist." [83]

Ein weiterer Punkt der Finanzierung, der herausgearbeitet wurde ist, dass es für viele Schüler schwierig ist, neben der Ausbildungsvergütung noch zusätzlich das Schulgeld, was von einigen Berufsfachschulen erhoben wird, zu finanzieren. Hier ein paar Lösungsansätze:

„Der Staat müsste das Schulgeld übernehmen." [84]

„Dass die Vergütung angepasst wird und die nicht nur 200, 250 Euro kriegen, (...) und ich mit den Trägern verhandeln muss. Hier wenigstens nochmal das Schulgeld, denn wir als private Schule sind ja auch angewiesen auf das Schulgeld. Und dann muss das von dem Geld manchmal auch noch bezahlt werden." [85]

Zwei der interviewten Altenpflegeschulen sind Kooperationen mit Hochschulen eingegangen, um den Auszubildenden weitere berufliche Perspektiven bieten zu können:

---

[83] Transkription: Altenpflegeschule A Zeile355 - 356
[84] Transkription Altenpflegeschule D: Zeile 146
[85] Transkription Altenpflegeschule A: Zeile382 - 386

„Mehr junge Leute anzusprechen, unter anderem auch, weil wir ein Dualstudium anbieten, um mehr Möglichkeiten für die Altenpflege anzubieten." [86]

Die Schulleitung der Altenpflegeschule D sagte, dass die Ausbildung attraktiv ist:

„Dass Altenpflege für junge Leute eigentlich attraktiv ist."(...) „Ich denke nicht, dass es nicht genug junge Menschen gibt, die sich für die Altenpflege interessieren." [87]

Die Altenpflegeschule B ist gerade dabei ihr Bild in Bezug auf die Altenpflege zu verändern, sie streben einen Imagewechsel an und wollen sich abgrenzen von dem Bild der „typischen Altenpflege", also die ältere Dame, die von einer jungen Dame umsorgt wird. Hierzu ein Zitat:

„Wir versuchen nicht mehr dieses alte Klischee zu bedienen, wo man die Altenpflege für umworben hat, das typische Foto mit einer alten Frau die um schützt wird und verwöhnt von einer jungen Dame. (...) es soll nicht so sehr auf das Bild des Altenpflegers gehen, sondern auf die Anforderungen, auf die Arbeit, die damit verbunden ist." [88]

Die interviewten Arbeitgeber gaben an, dass sich die Arbeitsbedingungen weiter verbessern müssen, um mehr Auszubildende für sich zu gewinnen:

„Ein ganz wichtiger Punkt ist und wo wir da als Arbeitgeber gefordert sind, die Arbeitsbedingungen allgemein noch verbessern müssen." [89]

Des Weiteren, das die Berufsfachschulen mehr in die Öffentlichkeit gehen müssen um sich nach außen zu öffnen:

---

[86] Transkription Altenpflegeschule B: Zeile 277 - 278
[87] Transkription Altenpflegeschule D: Zeile 52 - 59
[88] Transkription Altenpflegeschule B: Zeile 252 - 274
[89] Transkription Einrichtung 1: Zeile176 - 177

„Die Schulen müssten mehr in die Öffentlichkeit, die Notwendigkeit des Berufes müsste deutlicher gemacht werden. Die Schulen müssten mehr in die Öffentlichkeit und sich öffnen." [90]

Im Gegensatz dazu wurde herausgearbeitet, das die interviewten Altenpflegeschulen aktiv in den Schulen unterwegs sind, sowie bei der Agentur für Arbeit und auch in Beratungsstellen, um für die Altenpflege neue Auszubildende zu gewinnen. Ein Zitat hierzu:

„Wir arbeiten natürlich zusammen mit den Arbeitsagenturen und den Jobcentern, die bekommen immer unsere Angebote in regelmäßigen Abständen, so dass sie daran erinnert werden, das ist eine wichtige Sache."(...) geben Informationen weiter an Beratungseinrichtungen." [91]

7 Diskussion

In diesem Kapitel werden die Erkenntnisse aus der Theorie mit den Ergebnissen aus der Empirie diskutierend verglichen. Dies erfolgt in verschiedenen Themengebieten, um die Zusammenhänge der einzelnen Aspekte zu verdeutlichen.

Im theoretischen Teil dieser Arbeit konnte anhand von aktuellen Artikeln und Studien zum Thema Nachwuchsgewinnung bereits die Erkenntnis gewonnen werden, dass der Fachkräftemangel ein Hauptthema aktueller Diskussionen im Berufsfeld der Pflege geworden ist. So entsteht der Eindruck, dass er bereits in den Unternehmen angekommen ist und die Arbeitgeber nun vor große Herausforderungen stellt. Doch wie beurteilt die Praxis den tatsächlichen Fachkräftemangel? Die Ergebnisse aus den durchgeführten Experteninterviews sprechen eine deutliche Sprache. So waren sich alle Befragten einig, dass der Fachkräftemangel gravierend ist. Die

---

[90] Transkription Einrichtung 2: Zeile 105 - 107
[91] Transkription Altenpflegeschule D: Zeile 82 - 89

Interviewpartner aus den Altenpflegeschulen begründeten diese Aussage mit Beispielen, wie der Übernahmequote der Ausbildenden nach erfolgreichem Abschluss in ein Arbeitsverhältnis. So würden auf einen Absolventen drei Arbeitsplätze warten. Allerdings wird im Vorfeld noch während der Ausbildung den Auszubildenden deutlich mehr durch die Praxis abverlangt. Um den Fachkräftemangel auszugleichen und ein wenig abzufangen, werden Auszubildende in der Praxis häufig bereits im 1. Lehrjahr mit auf den Personalschlüssel angerechnet. So berichten die Auszubildenden in den Schulen häufig von zu wenig aktiver Praxisanleitung und den Druck schnell selbständig arbeiten zu müssen. Die beiden interviewten Arbeitgeber bestätigten ebenfalls die gegenwärtige Präsenz des Fachkräftemangels in der Praxis und betrachten ihn inzwischen allerdings weniger als ein Dilemma, sondern vielmehr als eine mögliche Chance. So scheint diese Entwicklung vielmehr der Anstoß zu einer bewussteren Auseinandersetzung mit dem eigenen Berufsfeld für alle Beteiligten zu sein.

Die Erkenntnisse aus dem theoretischen Teil dieser Arbeit bilden ein deutlich negatives Image der Altenpflege ab. Schlechte Rahmenbedingungen, hohe psychische und physische Arbeitsbelastungen, sowie ein geringes soziales Ansehen sind dort die häufigsten Assoziationen mit dem Beruf des Altenpflegers.[92] Die Praxis bestätigt dieses vorherrschende negative Image Ihres Berufsstandes, betont aber auch, dass für den Beruf des Altenpflegers neben einer hohen fachlichen Kompetenz eine hohe soziale Kompetenz vorhanden sein muss. So gab die Schulleitung der Altenpflegeschule C zu bedenken, dass ein hochrangiger Schulabschluss einem Auszubildenden nicht automatisch die empathischen Fähigkeiten bescheinigt, die in diesem Beruf so wichtig ist. Umgekehrt aber eine hohe fachliche Kompetenz notwendig ist, um die komplexen Strukturen des Pflegeprozesses zu verstehen und

---

[92] Vgl. Hundenborn, G.: Nachwuchsmangel in den Pflegeberufen: in: Die Schwester Der Pfleger 49. Jahrgang 01/2010, S.8 f.

anzuwenden.[93] Mit diesem Hintergrund fordern die Interviewten von den vorhandenen Mitarbeitern ein höheres Bewusstsein für die Komplexität ihres Berufes und somit das Bild der Altenpflege aktiv zu bessern.

Klar war allen Befragten, dass es große Defizite in den Rahmenbedingungen dieses Berufsbildes gibt. So nannten alle Interviewten Schlagworte, wie Verbesserung der monetären Vergütung, die Anpassung der Rahmenbedingungen und die Verbesserung des Altenpflege-Images, als Bereiche mit hohem Verbesserungspotenzial.

Somit konnten die in der Theorie gewonnenen Annahmen bestätigt werden. Allerdings zeigen die empirischen Ergebnisse zusätzlich, dass in der Praxis die Wertschätzung und das soziale Ansehen dieser Berufsgruppe, als maßgeblicher Antrieb für Strukturveränderungen im Altenpflegebereich, gefordert werden. Doch wie sieht es mit der Anzahl der potentiellen Nachwuchskräfte aus? Die theoretischen Erkenntnisse bescheinigten diesem Berufszweig sehr gute Aufstiegschancen und somit eine Attraktivität für junge Menschen.[94] Andererseits belegte das Statistische Bundesamt, dass der Pflegeberuf bei Jugendlichen nicht einmal in die Top 20 der beliebtesten Ausbildungsberufe gekommen ist.[95] Die befragten Altenpflegeschulen bestätigten, dass der Bewerbertrend in den letzten Jahren deutlich rückläufig ist. Trotz allem werden die Kurse aktuell voll und der Nachwuchs ist vorhanden. Die Einrichtung 1 gab eine positive Entwicklung an und bewertete den Bewerbertrend als gleichbleibend bis steigend.[96] Doch die Altenpflegeausbildung braucht strukturelle Veränderungen. So wünschen sich die Altenpflegeschulen mehr monetäre Unterstützung von Seiten des Staates für ihre Auszubildenden. Oft stellt das zu bezahlende Schulgeld eine große

---

[93] Vgl.: Transkription Altenpflegeschule C: Zeile 150ff.
[94] Vgl. Ostermann. R.: Studie: Pflegeberufe sind besser als ihr Ruf: in: Altenheim 01/2012, S.12
[95] Vgl. Statistisches Bundesamt: Berufliche Bildung. Auszubildende 2010 nach Ausbildungsberufen (TOP 20) Männer / Frauen, o. O. 2011
[96] Vgl.: Transkription Einrichtung 1: Zeile 110

Hürde für die Fortsetzung einer Ausbildung dar. Auch die beiden befragten Arbeitgeber sahen in der Höhe der derzeitigen Ausbildungsvergütung ein Problem und bestätigten somit den Wunsch der Altenpflegeschulen. Weitere Schlagworte zur Verbesserung der Altenpflegeausbildung waren, der Wunsch nach einer generalisierten Pflegeausbildung und die Notwendigkeit von kompetenten Praxisanleitern in den praktischen Ausbildungsstätten. Doch für die Umsetzung dieser Prozesse benötigt es einiges an zeitlichen Ressourcen.

Die Bewerberzahlen gehen aktuell deutlich zurück und daraus ergibt sich die Notwendigkeit ein ideenreiches Personalmarketing zu strukturieren und umzusetzen. Die theoretischen Erkenntnisse zeigen, dass in diesem Bereich zahlreiche Instrumente des Personalmarketings, sowohl für interne, als auch für externe Wirkungsbereiche, vorhanden sind. Für das interne Personalmarketing gibt es in der Theorie häufig Maßnahmen, wie die Förderung und Entwicklung der vorhandenen Mitarbeiter, die Mitarbeitermotivation und somit das Arbeitsklima zu steigern und die individuelle Anpassung der Arbeitsbedingungen zu ermöglichen. Doch wie lassen sich diese Maßnahmen auf das besondere Berufsfeld der Altenpflege anpassen? Eine Möglichkeit für die Umsetzung nannte die Marketingbeauftragte der Altenpflegeschule B. Sie berichtete von Festen, die regelmäßig für die Auszubildenden organisiert werden. Dies kann die persönliche Verbindung der Auszubildenden zu ihrer Berufsfachschule deutlich verstärken und somit insgesamt zu einem positiveren Erleben der Ausbildung führen. Aber auch die Qualitätssteigerung und dauerhafte Evaluation der Ausbildungsinhalte sind eine mögliche interne Marketing-Maßnahme und wurden als Schlagworte in den durchgeführten Interviews benannt. Der befragte Herr H. aus der Einrichtung 2 berichtete außerdem über klassische interne Maßnahmen zur Personalbindung und -gewinnung, die in seiner Einrichtung bereits erfolgreich umgesetzt werden. So nannte er die Schaffung eines angenehmen Betriebsklimas und die Notwendigkeit einer kompetenten Mitarbeiterführung. Es lässt sich feststellen, dass die Erkenntnisse aus der Theorie sich offensichtlich gut in einer Praxis wie der Altenpflege umsetzen lassen. Es zeigten die Ergebnisse der leitfadenbasierten Experteninterviews ein hohes Bewusstsein in der gezielten Benutzung von internem Personalmarketing in der Praxis.

Bei der Verwendung von externen Personalmarketingmaßnahmen verdeutlichen die theoretischen Erkenntnisse dieser Untersuchung die Wichtigkeit der intensiven Auseinandersetzung mit der gewünschten Zielgruppe und die dementsprechende sorgfältige Wahl der Medien, um eine zielgerichtete Kontaktaufnahme zu ermöglichen. [97] Die empirischen Ergebnisse zeigen, dass bereits eine fokussierte Ausrichtung der einzelnen externen Maßnahmen stattfindet. So berichteten die Mehrzahl alle befragten Interviewpartner, dass sie die eigene Präsenz auf Messen auf ausgewählte Veranstaltungen reduziert haben, da die Kosten hierbei den eigentlichen Nutzen deutlich übersteigen. Im Gegensatz dazu gewinnt das Medium Internet gerade bei der Akquirierung neuer Auszubildender immer mehr an Bedeutung. Das hat die Praxis bereits umgesetzt, wie die empirischen Ergebnisse belegen. Zwei der interviewten Altenpflegeschulen arbeiten sehr intensiv mit dem Internet und nutzen bereits solche Angebote wie AdWords, um gezielter auf sich aufmerksam zu machen. Die Marketingbeauftragte der Altenpflegeschule B konnte den Verfasserinnen im Interview genaue Zahlen über die erzielten Anfragen und deren Kosten nennen. So erhöhte sich die Zahl der Leute, die sich die Homepage anschauen und anschließend eine Anfrage schicken, von 1,9% auf 3,1%. Gleichzeitig erhöhten sich die Kosten, durch die zusätzlichen geschalteten Anzeigen und Verlinkungen, pro Anfrage von 75 Euro auf 79 Euro. An dieser Stelle wird deutlich, welche monetären Ressourcen vorhanden

---

[97] Vgl. Dincher, R.: Personalmarketing und Personalbeschaffung. , Einführung und Fallstudie zur Anforderungsanalyse und Personalakquisition, Neuhofen 2007, 2.Aufl., S.2f., (1.Aufl. 2005)

sein müssen, um die in der Theorie vorgestellten Maßnahmen des externen Personalmarketings in der Praxis auch wirklich umsetzen zu können.

In der Theorie vorgestellten Projekten wurde der Aspekt der offensiven Maßnahmen zur Nachwuchsakquirierung genannt. Hierbei handelte es sich um den direkten Kontakt und Austausch mit den allgemeinbildenden Schulen, um den Jugendlichen und den Auszubildenden gleichermaßen einen Raum für einen offenen Austausch zu bieten.[98] Dieses Konzept hat bereits den Weg in die Praxis gefunden. So berichtete beispielsweise die Schulleitung der Altenpflegeschule C von regelmäßig stattfindenden Besuchen in den Oberschulen mit Auszubildenden, um für Aktionstage in den Einrichtungen zu werben. Von diesen Aktionen profitieren Auszubildende, Arbeitgeber und Altenpflegeschulen gleichermaßen Die Auszubildenden erhalten dadurch die Möglichkeit ihre bereits erworbenen Kompetenzen und Erfahrungen darzustellen und zu reflektieren. Für die Arbeitgeber und Altenpflegeschulen eröffnet sich die Möglichkeit junge Menschen gezielt anzusprechen und ihnen das Berufsfeld der Altenpflege näher zu bringen. Durch diese direkte Kontaktaufnahme und die Abschaffung des Zivildienstes ist die Gruppe der Praktikanten sowohl bei Arbeitgebern und den Altenpflegeschulen in den Vordergrund gerückt. Um den Zugang für potentielle Nachwuchskräfte zu erleichtern, betonen einige der Interviewpartner die Notwendigkeit der Schaffung von Praktikumsstellen. Allerdings wird in diesem Zusammenhang von den Interviewpartnern der Wunsch geäußert mehr kompetente Praxisanleiter vorzuhalten und die zeitlichen Ressourcen für Auszubildende und Praktikanten zu schaffen. Einen weiteren innovativen Ansatz, stellte die Marketingbeauftragte der Altenpflegeschule B im Interview vor. Hierbei geht es um einen grundlegenden Imagewechsel der Darstellung des Berufsbildes Altenpflege in der Öffentlichkeit. Ziel ist es, sich von dem typischen

---

[98] Vgl. Est, V. / contec GmbH (Hrsg.): care4future. SchülerInnen für die Pflege begeistern, Bochum o. J.

klischeebehafteten Bild des Altenpflegers zu distanzieren. Weg von dem defizitären Bild der alten gebrechlichen Frau, die von einer jungen Pflegekraft umsorgt wird, hin zu einem realistischen, wertschätzenden Altersbild und die daraus resultierenden hohen Anforderungen an das Berufsfeld der Altenpflege. Dabei findet nicht nur ein Umbruch im Marketing, sondern auch ein generelles Umdenken in der Praxis statt. So berichtet Frau B von Einrichtung 1 im Interview über das noch junge Projekt der Jugendfachtagung. Diese wurde erstmals im November 2011 in einer Einrichtung in Berlin durchgeführt und richtete sich an Schüler, Auszubildende und Studenten aus der Region. Das Ziel dieser Fachtagung ist es einen Zugang zur Praxis zu eröffnen im Rahmen einer Informations- und Orientierungsveranstaltung. Es werden Workshops angeboten, Fachvorträge gehalten und durch eine „Erlebniswelt Pflege" der Altenpflegeberuf spielerisch erfahrbar gemacht. Aufgrund der hohen Teilnehmerzahlen und der allgemeinen positiven Resonanz, plant Einrichtung 1 auch dieses Jahr wieder eine Jugendfachtagung. Zusammenfassend wird deutlich, dass die häufig in der Theorie genannten Maßnahmen in der Praxis umgesetzt werden. Es findet eine fokussierte und offensive Nutzung der verschiedenen Medien durch die Altenpflegeschulen und Arbeitgeber statt.

7.1 Fazit

Nach intensiver Literaturrecherche und Auswertung der Ergebnisse aus den leitfadenbasierten Experteninterviews konnten die Verfasserinnen folgende Ergebnisse zur Beantwortung der Leitfragen herausarbeiten. Die Leitfragen bildeten den Ausgangspunkt der empirischen Untersuchung dieser Arbeit und werden zur besseren Orientierung hier noch einmal aufgeführt:

1. Wie bewerten Arbeitgeber und Ausbilder den Fachkräftemangel aktuell in der Praxis?
2. Welche Marketingstrategien verfolgen Ausbilder und Arbeitgeber in der Altenpflege, um neuen Nachwuchs zu gewinnen? Und wie erfolgreich sind diese Maßnahmen?

3. Welche neuen innovativen Marketingprojekte gibt es?

Wie die empirischen Ergebnisse belegen, sind der Fachkräftemangel und seine Auswirkungen in der Praxis deutlich spürbar. Die Arbeitgeber und Altenpflegeschulen haben in der Mehrzahl diese Entwicklung frühzeitig erkannt und versuchen bereits durch gezielte Maßnahmen gegenzusteuern. Die Arbeitgeber und Schulen bewerten den Fachkräftemangel nicht mehr als unüberwindbare Zwangslage sondern als Anstoß bestehende Strukturen zu evaluieren und zu verändern. Dabei rücken besonders die Professionalisierung, die Imageverbesserung und die Nachwuchsgewinnung der Altenpflege als Themenschwerpunkte in den Vordergrund.

Dazu optimieren die Altenpflegeschulen ihren Internetauftritt, um den rückläufigen Bewerberzahlen entgegen zu wirken und die Jugendlichen gezielt ansprechen zu können. Das ist nicht nur mit viel Aufwand verbunden, sondern setzt neben Expertenwissen gute bis sehr gute monetäre Ressourcen voraus. Außerdem werden anderen Medien, wie Messeauftritte und Zeitungsannoncen deutlich zurückgestellt und noch punktuell genutzt, da sie nachweislich den geringsten Erfolg versprechen. die Arbeitgeber haben sich ebenfalls von den Messeauftritten deutlich distanziert und versuchen offensiver auf die potentiellen Bewerber zu zugehen und für die Altenpflege zu begeistern. Sie bieten jedem Interessierten die Möglichkeit einen tiefer gehenden Einblick in die Strukturen und Prozesse der Altenpflege zu bekommen. Dafür gehen sie mit ihren Auszubildenden und den kooperierenden Berufsfachschulen in die Abschlussklassen der allgemeinbildenden Schulen, referieren über das Berufsfeld der Altenpflege und mögliche Entwicklungschancen nach einer Ausbildung. Die Auszubildenden haben in diesem Zusammenhang die Möglichkeit ihre Erfahrungen und erlernten Kompetenzen an die Jugendlichen weiterzugeben und sich mit ihnen auszutauschen. Diese Maßnahme erzielt gute Erfolge und stärkt die Vernetzung zwischen den Arbeitgebern, den Altenpflegeschulen und den allgemeinbildenden Schulen. Eine weitere positive

Entwicklung ist die zunehmende Schaffung von Praktikumsplätzen in den Einrichtungen. So stellt die Praxis fest, dass ein Praktikum der beste Einstieg in den Beruf des Altenpflegers ist. Potentielle Bewerber erhalten dadurch die Möglichkeit den Beruf des Altenpflegers mit all seinen Anforderungen unmittelbar mitzuerleben. Umgekehrt hat die Einrichtung im Vorfeld die Möglichkeit die tatsächliche Eignung eines Bewerbers tiefergehend zu prüfen. Bei den unternehmensinternen Maßnahmen im Bereich des Personalmarketings zeigten die Ergebnisse, dass vor allem dauerhafte Prozesse umgesetzt werden. Die Praxis ist sich durchaus der defizitären Rahmenbedingungen in dem Berufsfeld der Altenpflege bewusst und versucht diesen entgegenzuwirken. So arbeiten die Altenpflegeschulen fortlaufend an der Evaluierung und Verbesserung ihrer Ausbildungsinhalte, um die Nachwuchskräfte gut auf ihren späteren Beruf vorzubereiten und die Professionalisierung der Altenpflege weiter voran zu treiben. Die Einrichtungen richten ihre Maßnahmen vor allem auf ein möglichst angenehmes Betriebsklima und erleichternde Arbeitsbedingungen aus, um die vorhandenen Mitarbeiter dauerhaft an ihre Einrichtungen binden zu können. Dazu zählt neben einer kompetenten Führungskraft und monetären Anreizen, auch die Schaffung von angenehmen Rahmenbedingungen für jeden einzelnen Mitarbeiter.

Zu den innovativsten Marketingprojekten gehören neben den Schulbesuchen auch solche Veranstaltung, wie die Jugendfachtagung der Einrichtung 1. Die Kombination aus Fachtagung mit Expertenvorträgen und die Möglichkeit durch eine Erlebniswelt die Altenpflege nicht nur anzuschauen, sondern auch spielerisch auszuprobieren, führte zu einem außerordentlichen Erfolg. So waren die Resonanzen der Veranstaltung sehr gut und führten zu einer hohen Besucherzahl. Aber auch die geplante Neuorientierung des Bildes der Altenpflege durch die

Altenpflegeschule B ist ein wichtiger neuer innovativer Ansatz. Ein realistisches Abbild der Anforderungen und Kompetenzen des Berufsfelds Altenpflege soll die alte klischeebehaftete Darstellung ablösen. Dies ist sicherlich ein wichtiger Schritt, um das Image der Altenpflege grundlegend zu verbessern und dem Berufsstand ein neues Aussehen zu verleihen.

Die Ausrichtung der Marketingstrategien der Altenpflegeschulen und der Arbeitgeber hat einen entscheidenden Wandel erfahren. Nicht nur die Fokussierung auf ausgewählte Medien, sondern auch die deutlich offensivere Kontaktaufnahme zu potentiellen Bewerbern, sind die wesentlichen Veränderungen in diesem Bereich. Die Praxis setzt sich bewusst mit verschiedenen Marketingstrategien auseinander und scheut sich nicht vor neuen innovativen Maßnahmen. So gelangten die Verfasserinnen bei der Auswertung der empirischen Ergebnisse zu der Erkenntnis, dass sich die Altenpflege als Arbeitgeber immer mehr bei den Bewerbern bewirbt und nicht die Bewerber bei dem Arbeitgeber Altenpflege. Diese aus dem Fachkräftemangel resultierende Entwicklung war allerdings nur zu Beginn eine Notsituation. Inzwischen ist sie, die in der Praxis gelebte Chance zur Weiterentwicklung und der Anstoß zu einem grundlegenden Image-Wechsel.

Literaturverzeichnis

Bruhn, M.: Marketing. Grundlagen für Studium und Praxis, 8.Auflage (1.Auflage 1990), Gabler-Verlag Wiesbaden 2007

Dincher, R.: Personalmarketing und Personalbeschaffung. Einführung und Fallstudie zur Anforderungsanalyse und Personalakquisition, 2.Auflage (1.Auflage 2005), Forschungsstelle für Betriebsführung und Personalmanagement, Neuhofen 2007

Lippold, D.: Die Marketing-Gleichung. Einführung in das wertorientierte Marketingmanagement, Oldenbourg, München 2012

Meffert, H. / Burmann, C. / Kirchgeorg, M.: Marketing. Grundlagen marktorientierter Unternehmensführung ; Konzepte - Instrumente – Praxisbeispiele, 12.Auflage (1.Auflage 1977), Gabler-Verlag, Wiesbaden 2012

Olbrich, R.: Marketing. Eine Einführung in die marktorientierte Unternehmensführung, 2.Auflage (1.Auflage 2001), Springer-Verlag, Berlin Heidelberg 2006

Ramme, I.: Marketing. Einführung mit Fallbeispielen, Aufgaben und Lösungen, 2.Auflage (1.Auflage o. J.), Schäffer-Poeschel Verlag, Stuttgart 2004

Strutz, H.: Handbuch Personalmarketing, Gabler-Verlag, Wiesbaden 1989

Süß, M.: Externes Personalmarketing für Unternehmen mit geringer Branchenattraktivität, Rainer Hampp Verlag, München und Mering 1996

Wöhe, G.: Einführung in die allgemeine Betriebswirtschaftslehre, 23.Auflage (1.Auflage 1960), Vahlen, München 2008

Internetquellen

Bartscher, T. / Gabler-Verlag (Hrsg.): Personalmarketing, in: Gabler Wirtschaftslexikon, aus:

http://wirtschaftslexikon.gabler.de/Definition/personalmarketing.html

Letzter Abruf: 21.06.2012, 23:45 Uhr

Bruhn, M. / Gabler-Verlag (Hrsg.): Dienstleistungsmarketing, in: Gabler Wirtschaftslexikon, aus:

http://wirtschaftslexikon.gabler.de/Archiv/769/dienstleistungsmarketing-v8.html

Letzter Abruf: 21.06.2012, 23:40 Uhr

Est, V. / contec GmbH (Hrsg.): care4future. SchülerInnen für die Pflege begeistern, Bochum o. J., aus:

http://www.care4future.de/index.php?option=com_content&view=article&id=7&Itemid=5

Letzter Abruf 22.06.2012, 15:13 Uhr

Gesundheitsberichterstattung des Bundes: Pflegebedürftige (Anzahl). Gliederungsmerkmale: Jahre, Region, Pflegestufen, Art der Betreuung, o. O. 2011, aus: http://www.gbe-bund.de/oowa921-install/servlet/oowa/aw92/WS0100/_XWD_FORMPROC

Letzter Abruf: 22.06.2012, 00:15 Uhr[1]

Institut für Arbeitsmarkt- und Berufsforschung: Berufe im Spiegel der Statistik. Berufsordnung 861 Sozialarbeiter/innen, Sozialpfleger/innen auch: Fürsorger, Erziehungsberater, Familienpfleger, Dorfhelfer, Jugend-, Altenpfleger, o. O. o.J., aus:

http://bisds.infosys.iab.de/bisds/result?beruf=BO861

Letzter Abruf: 22.06.2012, 15:01 Uhr

Kirchgeorg, M. / Gabler-Verlag (Hrsg.): Marketing, in: Gabler
Wirtschaftslexikon, aus:
http://wirtschaftslexikon.gabler.de/Archiv/1286/marketing-v8.html
Letzter Abruf: 21.06.2012, 23:32 Uhr

**Olejnik, C. / MEMOSYS-Centrum für Systemische
Erwachsenenpädagogik** (Hrsg.): Personalmarketing, Essen 2012, aus:
                    http://ifm-
net.de/fileadmin/user_upload/leseproben/Personalmarketing.pdf
Letzter Abruf: 02.06.2012, 15:05 Uhr

Statistisches Bundesamt: Berufliche Bildung. Auszubildende 2010 nach
Ausbildungsberufen (TOP 20) Frauen, o. O. 2011, aus:
https://www.destatis.de/DE/ZahlenFakten/GesellschaftStaat/BildungForschun
gKultur/BeruflicheBildung/Tabellen/AzubiRanglisteWeiblich.html#Link
Letzter Abruf: 22.06.2012, 15:00 Uhr

Statistisches Bundesamt: Berufliche Bildung. Auszubildende 2010 nach
Ausbildungsberufen (TOP 20) Männer, o. O. 2011, aus:
https://www.destatis.de/DE/ZahlenFakten/GesellschaftStaat/BildungForschun
gKultur/BeruflicheBildung/Tabellen/AzubiRanglisteMaennlich.html#Link
Letzter Abruf: 22.06.2012, 15:20 Uhr

Statistisches Bundesamt: Verdienste und Arbeitskosten.
Verdienststrukturerhebung 2006 - Verdienste nach Berufen, Wiesbaden
2009, aus:
https://www.destatis.de/DE/Publikationen/Thematisch/VerdiensteArbeitskoste
n/VerdiensteBerufe/VerdienstenachBerufe5621108069004.pdf?__blob=public
ationFile
Letzter Abruf: 22.06.2012, 00:20 Uhr

Statistisches Bundesamt: IT-Nutzung. Private Nutzung von Informations-
und Kommunikationstechnologien 2011, o. O. 2012, aus:

https://www.destatis.de/DE/ZahlenFakten/GesellschaftStaat/EinkommenKons
umLebensbedingungen/ITNutzung/Tabellen/NutzungInternetAlter_IKT.html
Letzter Abruf: 22.06.2012, 15:04 Uhr

**Spieker, T. / Niedersächsisches. Ministerium für Soziales, Frauen,
Familie und Gesundheit**: Sozialministerin Aygül Özkan: „Pflegeberufe
haben Zukunft", Hannover: Pressemitteilung vom 21.06.2011, aus:
http://www.stk.niedersachsen.de/portal/live.php?navigation_id=1130&article_i
d=97195&_psmand=6
Letzter Abruf: 22.06.2012, 15:22 Uhr

Thom, N. / IOP (Hrsg.): Modul 10: Personalmarketing, o. O. o. J., aus:
http://www.iop.unibe.ch/UserFiles/File/Lehre/PM/M1008
Personalmarketing.pdf
Letzter Abruf: 02.06.2012, 15:30 Uhr

Wikipedia: AdWords, o. O. 2012, aus:
http://de.wikipedia.org/wiki/Google_AdWords
Letzter Abruf: 19.06.2012, 23:09 Uhr

Zeitschriften

Hartmann, H.: Mangel an Fachkräften strategisch überwinden:
in: Altenheim 01/2010

Hundenborn, G.: Nachwuchsmangel in den Pflegeberufen:
in: Die Schwester Der Pfleger 49. Jahrgang 01/2010

Jacobs, P.: Personalgewinnung in der Pflege:
in: Die Schwester Der Pfleger 49. Jahrgang 01/2010

Müller, S. / Kinsberger, I.: Den Praxistest bestanden:
in: Altenpflege 37. Jahrgang 04/2012

Ostermann. R.: Studie: Pflegeberufe sind besser als ihr Ruf:
in: Altenheim 01/2012

Anhang

Kurzfragebogen für Altenpflegeschulen

Frage 1: Wie viele Schüler pro Jahr bilden Sie aus?

Frage 2: In welcher Form bilden Sie aus? (Mehrfachnennung möglich)
- ☐ Erstausbildung
- ☐ berufsbegleitend

Frage 3: Mit welchen Ausbildungsstätten arbeiten Sie zusammen? Bestehen Kooperationen?

Frage 4: Wie viele Bewerbungen haben Sie durchschnittlich pro Jahr für die Ausbildung zum examinierten Altenpfleger/-in?

Frage 5: Wie viele erfolgreiche Absolventen haben Sie durchschnittlich pro Ausbildungslehrgang?

Kurzfragebogen für Arbeitgeber

Frage 1: Bilden Sie selbst examinierte Altenpfleger/innen aus?

☐ Ja

☐ Nein (=> weiter zu Frage 4)

Frage 2: Wenn ja, wie viele Schüler pro Jahr?

Frage 3: In welcher Form bilden Sie aus? (Mehrfachnennung möglich)

☐ Erstausbildung

☐ berufsbegleitend

Frage 4: Mit welchen Ausbildungsschulen bestehen Kooperationen in Berlin?

Frage 5: Wie viele Bewerbungen haben Sie durchschnittlich pro Jahr für die Ausbildung zum examinierten Altenpfleger/-in?

Frage 6: Wie viele erfolgreiche Absolventen haben Sie durchschnittlich pro Ausbildungslehrgang?

Frage 7: Und wie viel von denen übernehmen Sie anschließend in ein Arbeitsverhältnis?

Leitfaden für Experteninterview

Frage 1: Wie bewerten Sie den Fachkräftemangel in der Altenpflege? Was müsste Ihrer Meinung nach geändert oder unternommen werden, um die Altenpflege für junge Menschen attraktiver zu gestalten?

Frage 2: Wie würden Sie den Trend der Bewerberzahlen in den letzten Jahren beschreiben? Welche Ursachen könnten dafür verantwortlich sein?

Frage 3: Was tun Sie um neue Bewerber zu akquirieren? (Messen, Aktionstage, Imagepflege) Wie erfolgreich sind diese Maßnahmen? Und warum?

Frage 4: Welche Aktionen sind zur Nachwuchsgewinnung in der nächsten Zeit geplant?

Frage 5: Sie haben uns jetzt viel zu der Nachwuchsgewinnung erzählt, jetzt würde uns interessieren was Sie von ihren zukünftigen Bewerbern erwarten?

Frage 6: Zum Schluss würde uns interessieren, was Ihrer Meinung nach die notwendigsten Maßnahmen wären, um die Altenpflegeausbildung attraktiver zu gestalten?

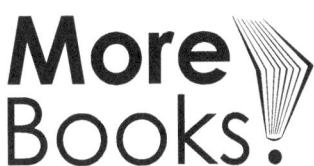
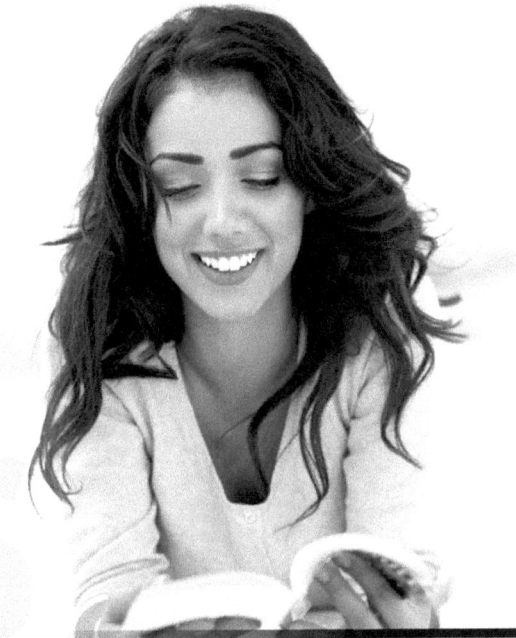
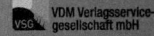

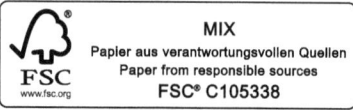

Printed by Books on Demand GmbH, Norderstedt / Germany